RADICAL REMISSION
癌症完全緩解

從科學、飲食、心靈，
實證有效全面緩解癌症病痛

Kelly A. Turner, Ph.D
凱莉·特納博士——著
周和君——譯

SURVIVING CANCER AGAINST ALL ODDS

致每一位曾經聽過「你得了癌症」這句話的人，

還有那些在他們身邊不離不棄的家人與朋友。

各界好評

「對所有癌症患者來說，這都是一本重要的書。《癌症完全緩解》充滿了希望、科學和可能性。」

——克里斯・卡爾（Kris Carr），《紐約時報》暢銷書系列《瘋狂性感的癌症》（*Crazy Sexy Cancer*）作者

「《癌症完全緩解》對於人類的精神力量，以及身體克服巨大疾病的那種與生俱來的自癒能力，做了深刻的探索。癌症患者及其家人和朋友會發現這本書特別有幫助。」

——安德魯・威爾醫師（Andrew Weil），《紐約時報》暢銷書《自癒力》（*Spontaneous Healing*）作者

「《癌症完全緩解》是一個巨大真理的寶庫，它告訴我們，每個人都可以獲得令人難以置信的治癒力量！」

——克莉絲汀・諾斯洛普醫師（Christiane Northrup），婦產科醫生，《紐約時報》暢銷書《女性的身體、女性的智慧》（*Women's Bodies, Women's Wisdom*）和《更年期的智慧》（*The Wisdom of Menopause*）作者

「癌症緩解是一個臨床事實。《癌症完全緩解》讓我們了解到如何化危機為轉機，將情勢轉變為對我們有利。我最喜歡這本書的地方是它的平衡。特納並沒有要求任何人放棄傳統療法，而是指導我們如何在療程中加入經常被忽視的治癒因素。」

——勞瑞・杜西醫師（Larry Dossey），《一種心靈》（*One Mind: How Our Individual Mind Is Part of a Greater Consciousness and Why It Matters*）作者

「從來沒有一位像特納博士這樣有資格的人敢於研究這個價值百萬美元的問題：為什麼有些患者能從看似『無法治癒』的疾病中痊癒？對那些積極尋求治療可能性的人來說，透納博士已為他們找到了聖杯。太棒了，特納博士！」

——麗莎・蘭金醫師（Lissa Rankin），《紐約時報》暢銷書《心靈更勝藥物》（*Mind Over Medicine*）作者

「凱莉的研究與著作恰逢其時。她所觀察與研究的現象，挑戰了現行醫學的侷限，卻正是透過這些研究與真實故事的分享，帶領我們走向解決癌症的未來。她既是一位成就卓著的科學家，也是一位富有同理心的人，並以此身分啟發我們深刻反思疾病的根源。她是健康與療癒未來發展中不可或缺的重要聲音。」

——羅德尼・易（Rodney Yee），《邁向平衡》（*Moving Toward Balance*）作者

「凱莉・特納向正面對癌症，或試圖預防癌症的人們，傳遞了他們最需要聽見的訊息。她的書結合科學、傳統與常識，提供實用支持，幫助讀者的生活方式可以做出強而有力的改變，讓情勢對你更有利。」

——帕梅拉・邁爾斯（Pamela Miles），補充療法促進研究所創始主席

「凱莉將科學、同情心與親和力巧妙地結合在一起，使這本書成為每個人都應該讀的著作，無論他們是否正在與癌症鬥爭。她在這個關鍵時刻為世界帶來了一份禮物，當許多人覺得自己無法掌控生命時，凱莉使我們所有人都有能力做到這一點。」

——科琳・塞德曼（Colleen Saidman），瑜伽中心 Yoga Shanti 的共同創辦人和總監

目錄

自序

距離《癌症完全緩解》的發行已經整整一年了，我對這本書所獲得的反響感到無比激動。在獨自花費了十年的時間研究這些案例後，從研究的繭中走出，發現自己並不是唯一一個對「完全緩解」感到著迷的人，這真是太美好了。

每當收到讀者的電子郵件，每次看到社群媒體上的 #RadicalRemission 標籤，每次這本書被翻譯成其他語言，每次被邀請參加廣播或電視採訪，都讓我的心暖暖的，感覺我們正在揭示治療方面的深刻真理。我最喜歡的一些郵件來自於那些長期的「完全緩解」生還者（我之前並不知道他們的存在），他們說：「妳的書真的驗證了我的康復，因為我已經做這九件事很多年了！」我也很珍惜那些來自醫生的信件，感謝我花時間深入調查「完全緩解」的案例——這是他們希望有時間去做的事情。

此外，我還對自這本書發行以來提交到本書網站（www.radicalremission.com）的新案例感到興奮。在短短一年內，我們收集到的「完全緩解」案例數量是醫學期刊每年通常發表的六倍。這是另一個證據，表明「完全緩解」發生的頻率比我們想象的要高。

通過持續分析這些新案例，我發現我在最初研究中發現的九個治癒因素仍然是「完全緩解」倖存者中最常見的治癒因素。然而，像「運動」和「能量醫療」這樣的因素正在迅速攀升，成為經常被提及的治癒因素。我們需要繼續收集和分析更多的案例，才能確定第十個最常見的因素是什麼，但目前，有這麼多新案例可以分析，這是令人興奮的。

最後，我很高興這篇自序出現在更便攜、更實惠的《癌症完全緩解》平裝版本中。這意味著更多的人將有機會了解這些令人難以置信的治癒案例。隨著越來越多的人關注這一當前無法解釋的醫學現象，我們將能夠更快地弄清楚這些人在逆境中生存下來的具體方式和原因。

凱莉・特納博士於紐約，2015 年 3 月

引言

不正常｜anämalè｜名詞：某種不同於標準、正常與期待的事物。

你可能聽過類似的故事：某個癌末病人試過各種常規醫療方式，像是化療和手術，但全都藥石罔效。於是她被送回家等死，但五年後此人卻走進醫生辦公室，非常健康，遠離癌症。

我初次聽聞類似故事時，正好在舊金山某家大型癌症研究醫院為癌症病人做諮商。午餐時刻，我正在讀安德魯．威爾醫生（Andrew Weil）寫的《自癒力》（*Spontaneous Healing*）這本書，當我讀到一個所謂的完全緩解（Radical Remission）案例時，整個人愣住了，不需透過常規醫療協助就能克服癌症？若真是如此，這種事情為何沒被媒體大肆報導呢？就算只是偶然發生，這仍然是極不可思議之事。畢竟，此人是無意間找到療癒癌症的方法，我所諮商的每個人會不惜一切代價知道這個倖存者的祕密——我也一樣。

由於深受吸引，我立刻開始嘗試尋找其他完全緩解的案例。結果讓我大感意外，竟有超過一千個類似案例已被發表，但都靜悄悄出現於醫學期刊，而身在此大型癌症研究機構工作的我，卻是首次聽聞這類案例。

我對此主題越深入鑽研，就越感到沮喪。因為，並沒有人對這些案例認真研究或追蹤。更糟的是，我所訪談的大多數癌症倖存者都告訴我，儘管醫生為他們感到高興，但往往沒興趣了解他們如何獲得痊癒。令我最感沮喪的是，有些倖存者告訴我，他們的醫生甚至要求他們別告訴其他病人這些神奇的復原故事。理由何在？以免病人抱持「謬誤的期待」。這些醫生不希望病人誤認為他人的療癒方法也能適用於自己身上。儘管這麼想是可理解的，但將這些真實的痊癒故事完全封鎖，則又另當別論了。

幾個星期後，我諮商的一位病人在接受化療時哭了出來。她才 31 歲，有一對尚在學步的雙胞胎，而她近日才被診斷罹患乳癌第三期。她邊啜泣邊哀求：「我該怎樣做才能讓身體健康起來？只要告訴我該做什麼。我願意做任何事情。我不希望我的孩子長大過程中沒有媽媽。」看著她坐在那兒，體力耗盡又掉光頭髮，眼見她復原的唯一希望慢慢滲入她的血管。然後，我想到一千多個不可思議的完全復原案例，被打入冷宮無人問津。我深吸一口氣，直視她眼睛說道：「我不知道，但我會試著為妳找到解答。」

就是在那一瞬間，我決定要攻讀博士學位，以畢生精力去發掘、分析，還有，沒錯，去討論這些完全緩解案例。畢竟，若想「打贏抗癌戰爭」的話，去訪談那些已經打勝仗的人，不是很合理的事嗎？事實上，我們難道不該讓這些神奇的倖存者接受各種科學檢驗，鉅細靡遺地詢問他們，以找出他們復原的祕密？只因為目前科學界尚未能解釋某些事物背後的原因，並不代表我們就應該忽視這些事情，或更糟的是，要求別人對此保持沉默。

我總是告訴別人科學家亞歷山大·弗萊明（Alexander Fleming）的故事，他是個並未忽視特例的科學家。故事是這樣的，在 1928 年時，弗萊明某次度假回來，發現實驗室裡許多培養皿長出黴菌，由於離開多日，此情況不足為奇。於是他就消毒培養皿，心想只要重作實驗即可。幸好，他當時決定先觀察一下，就在此時他注意到某個培養皿中的細菌全都死了。他並沒有忽略此特例，視之為意外的挫敗，而是決定更深入研究，於是發現盤尼西林。

本書目的是想跟大家分享我對癌症完全緩解的長期研究結果。我決定效法弗萊明的精神，對這些特殊的復原案例更加關注，並且更深入研究。但首先我要簡單介紹自己的背景，讓大家更了解我的經歷，以及是什麼原因啟發我決定全心致力於研究此主題。

我的故事

當我三歲時，我的舅舅被診斷出白血症，這是我與癌症的初次體驗。他的病情拖延漫長五年，使整個家族聚會都籠罩在陰影下，也讓所有年輕表親們總是聞癌色變，對此神祕疾病恐懼萬分。我八歲時，他終於過世，從此我九歲的表哥淪為孤兒。這件事讓我明白，世上任何一位父親都可能罹患癌症。就在我八年級剛畢業時，有個好友被診斷出胃癌。我們都相當震驚，於是整個威斯康辛小鎮立刻為他加油打氣，大家做各式煎餅早餐為他募款以鼓舞士氣，並到醫院探訪。有些朋友抱著希望，但我內心深處的恐懼陰影卻揮之不去。畢竟，我曾經歷這種生離死別場面。經過兩年副作用的煎熬後，我的朋友依舊在16歲時過世，全鎮的人都參加了他的葬禮，往後數年間，我跟其他朋友還經常到他墓地獻花。他的死亡告訴我，每個人隨時都可能死於癌症。

在哈佛大學求學期間，我開始接觸輔助醫療（complementary medicine）、瑜伽，還有靜坐。這些奇怪的鍛鍊方式與觀念，讓我開始質疑自己先前所抱持的身心二元論看法，並漸漸開始修習瑜伽。過了四年愉快的大學生活後，我畢業後的第一份工作，是跟別人合寫有關全球暖化的書，突然間，我得整天埋首電腦前，完全脫離大學期間極為享受的社交生活。有個朋友建議我去當志工，以解決社交孤立問題，當時腦中閃過的第一個念頭就是去幫助癌症病人，這跟我童年曾接觸癌症的經歷絕對相關。

我還記得自己第一天到紐約的史隆凱特林癌症中心（Memorial Sloan-Kettering Cancer Center）當志工的情景。我一整天都在跟那些做滴注化療的孩童玩大富翁，透過協助病童暫忘疾病的痛苦，那份深刻感受卻改變了我的一生。我知道已找到自己人生使命，做了幾星期志工之後，我開始搜尋研究所課程，最後決定到加州柏克萊大學攻讀腫瘤科社工學位，專研領域是為癌症病人進行諮商。

攻讀研究所期間，我對輔助醫療的興趣更為加深，閱讀了許多相關書籍，同時完成瑜伽教師密集訓練課程。我白天為癌症病人進行諮商，晚上念研究所並修習瑜伽。當時，我丈夫正攻讀傳統中醫學位（包括針灸，藥草等等）以及修習能量醫療，所以我四周充斥另類醫療的例子。值此期間，我接觸到安德魯・威爾醫生的書，因為發現威爾醫生所謂的自癒力，從而改變我的一生，使我決定繼續攻讀博士學位，更深入探討這個令人著迷的主題。從那時起，我便全心投入研究，以了解人們如何克服萬難療癒癌症。

何謂完全緩解？

為了解什麼是完全緩解，首先我們要思考何謂「標準的」或「非全面性」緩解。若是能及早發現癌症，醫生通常會認為癌症可以進入緩解期，也就是屬於較「能夠治療的」癌症。例如，被診斷罹患乳癌初期的女性，就統計層面而言，要是她能完成醫生要求的療程，包括手術、化療與放療等，就會被估計至少五年內不會復發。同樣這位女性若被診斷為胰臟癌初期，即便她完成各種所需療程，五年內存活率只有 14%[1]。因為目前常規醫療對胰臟癌治療手段無法像乳癌如此有效率。

我對完全緩解的定義是：任何在統計學上復原希望渺茫卻得到療癒的癌症。這些統計數字依癌症類型、階段，還有治療方式不同而異。更具體地說，只要出現下列情況，就表示發生完全緩解現象：

- 在沒有運用任何常規醫療情況下，病人的癌症消失；
- 癌症病人試過常規醫療，但情況並未改善，便轉而求助各種另類療法，結果確實帶來緩解；
- 癌症病人同時運用常規醫療與另類療法，為使其存活期高於統計上可怕的預後數字（即五年存活率低於25%的任何癌症）。

雖然出乎意料的緩解現象並不常見，但是數以千計的人曾有過此經驗。我詢問所有曾見過的腫瘤科醫生，他們是否在治療期間碰到過完全緩解案例；到目前為止，答案都是肯定的。我再問，他們是否願意將這些案例刊登在學術期刊上，答案卻都是否定的。因此，在我建立系統性方式以追蹤這些案例前，無法得知完全緩解案例實際發生的頻率。為達成此系統性追蹤目標，本書的網址——RadicalRemission.com——希望能讓各位，包括癌症倖存者、醫生、療癒者，還有讀者們，能夠快速又輕鬆上傳你的完全緩解案例。如此，研究者就能夠統計、分析並追蹤這些案例。這個資料庫供大眾免費使用，所以癌症病人與其親朋好友就能了解其他有類似病情的人，如何努力克服逆境以治好癌症的故事。

關於本書

當我開始研究完全緩解案例時，很驚訝發現這一千多個曾被發表於醫學期刊的案例中，有兩大類人長期被嚴重忽視。第一類人就是完全緩解者本身。我訝異地發現，絕大多數的學術文章都未提及病人自認導致其身體康復的可能因素。我不斷閱讀那些醫生所寫的文章中，詳列完全緩解者身體經歷的各種生化轉變，卻沒有人直接詢問倖存者自認能獲得療癒的原因。我對此大惑不解。事實上，這些人可能曾做了某些事——在不知不覺情況下——最後導致他們療癒癌症。因此，在撰寫博士論文時，我決定訪談 20 位曾體驗過完全緩解歷程的人並詢問他們：你自認獲得療癒的原因何在？

在研究中被忽視的第二個族群是另類治療者。按照定義來說，大多數完全緩解案例都發生在非常規西醫情況下。我很驚訝居然沒人仔細研究非常規或另類治療者如何療癒癌症。當時我聽說的許多完全緩解案例，案主都是向世界各地靈療者尋求幫助；因此，我跑遍全球並訪談 50 個非西醫的另類治療者，詢問其治療癌症所使用的方式。我在十個不同國家，包括美國（夏威夷）、中國、日本、紐西蘭、泰國、印度、英國、尚比亞、辛巴威，還有巴西的叢林與高山與各個城市中，花十個月時間追蹤並訪談這些另類的癌症治療者。這是一趟扭轉生命的研究之旅，讓我有機會見識到許多極吸引人的治療者，本書就是他們與我分享的所有訊息的精要內容。

自從當初進行的博士研究之後，我持續尋找更多類似案例，目前直接訪談人數已超過百人以上，且對一千個以上的完全緩解案例進行分析。在運用量化研究仔細反覆分析過這些案例後，我過濾出 75 種不同的因素，可能在完全緩解過程中扮演某種角色，它們包括身體、情緒以及精神層面的因素。然而，當我將這些因素的出現頻率加以表格化後，發現其中有九項重疊因素幾乎在所有訪談中都會出現。換言之，例如，只有極少數受訪者提到第 73 項因素，就是服用鯊魚軟骨的營養補充品，但幾乎所有人都會提及，由於做了這共通的九件事，才治好自己的癌症。對完全緩解者而言，這九項關鍵因素是：

- 全面改變飲食。
- 掌控你的健康。
- 依循你的直覺。
- 藥草和補充品。
- 釋放壓抑情緒。
- 增加正向情緒。
- 接受社會支持。
- 深化靈性連結。
- 強烈的求生欲。

很重要的一點是，以上列出的因素本身並無等級分別。沒有任何因素居於最關鍵地位。這九項因素在我的訪談內容中出現的頻率均相同，不過，在本書中各位會看到，有些人會特別強調某個因素的重要性。請記住，我研究過的絕大多數完全緩解者，在其療癒之旅中，或多或少都將這九項因素加以實踐。

為了內容架構緣故，我將本書編成九章，並以深入淺出方式詳述這些因素的特質。在每一章中，我會先探討此項因素的重點，包括檢視科學領域最新的研究發現。然後各位會讀到一篇以此項因素為主軸，完整的完全緩解者療癒故事。最後，每章結尾都會列出簡單的行動步驟。只要你願意，就能立刻採取行動，開始把這九種能帶來完全緩解的關鍵因素融入你的生活。

開始進入閱讀之前

在跟各位分享這些關鍵療癒因素前，我想先做幾點澄清。首先，我要說明自己並不反對常規醫療的治癌方式，包括手術、化療，以及放療。正如我相信大多數人跑馬拉松時需要穿鞋，但仍有少數天賦異稟者就是能赤腳健康地跑完 26 英哩。我同樣相信，大多數人需要常規醫療的協助才能戰勝癌症，但有少數極幸運者，能以其他方式克服癌症。身為一個癌症研究者，我只是想致力於了解後者那群人的「訓練計畫」，找出他們如何排除萬難達成目標。

第二點，我寫本書的目的絕非想讓世人燃起謬誤的希望。

還記得那個不希望其他病人聽到完全緩解案例的醫生嗎？我對他深表同情，因為面對擠滿候診室的病人，這些人在統計學上的存活希望微乎其微，其任務想必極為艱困。然而，就我看來，對於完全緩解案例保持沉默，其實比謬誤的希望更糟糕：因為沒有人對此認真研究，或者是從這些了不起的案例中學到東西。我在柏克萊大學的第一堂研究所課程學到的是，詳細檢視任何不符合研究假設的特例，是研究者的科學責任。在仔細研究過這些特例後，身為研究者只有兩個選擇：他可以解釋這些奇怪案例為何不符合其假設模式，或者提出另一種可以包含這些案例的新假設。無論採用哪種方式，都絕對不可能出現對不符假設的特例視而不見的情況。

竭力忽視這些運用非常規方式治癒癌症的人，除了在科學層面是不負責任的行為外（尤其是我們共同追求的目標是找出治癌之方），我還想討論「謬誤的希望」這個詞。給予他人謬誤希望意味讓別人對於虛假或錯誤的事情抱持希望。完全緩解的案例，或許在當下找不出合理解釋，但它們的發生都是千真萬確的事實。這些人確實是在統計學上不可能的情況下療癒癌症。這個關鍵的差異有了解的必要，所以我們應拋開對於謬誤希望的恐懼，開始在科學領域檢視這些案例，以找出治療癌症的潛在線索。本書所描述的九項關鍵因素，是完全緩解得以發生背後的各種假設；它們尚未獲得完全證實。不幸的是，在我們能確切肯定此九項因素是否能提升抗癌機率前，還需耗費數十年光陰來進行各種量化的隨機對照試驗。

我不想再等幾十年才跟各位分享這些重要的假設，而是想跟大家分享自己進行量化研究的結果。如此，我們才能開始討論迫在眉睫的問題：為何這些案例會被忽略，以及它們可能傳達何種訊息。唯一可能造成謬誤希望的狀況是：我向大家宣稱只要遵守這九項因素，絕對就能治好癌症。但這絕非我的意圖，我想傳達的只是，根據我的研究，這九項因素可能是完全緩解現象得以發生之共通性最大的假設。

現在已清楚說明我並無意讓大家抱持謬誤的期待，讓我告訴各位我真正的期待是什麼。首先，我誠懇盼望其他研究者能盡快開始檢驗這些造成完全緩解的假設。我也希望癌友及其親人，能夠因受到本書披露的真實療癒故事所激勵，就如我初聞這些完全緩解案例時激動的心情——因某些人確實排除萬難治癒癌症而獲得安慰。此外，我希望本書能夠激發大眾興趣，積極尋找促進健康的各種方式，無論你的目的是為預防癌症，或目前正接受常規醫療治癌方式，或已用盡一切治療手段，而想尋求其他可能性。但最重要的是，我希望本書能夠發揮拋磚引玉之效，讓大家開始廣泛討論完全緩解，如此，我們就不會再忽略它們，而是能從其中學習到東西。

當我們談到完全緩解案例，或許還無法了解這些人得以治癒癌症的原因，以及他們的治療技巧為何對他人無法一體適用。然而，若我們積極研究這些案例，而非找不到解釋理由就忽略它們，可能出現兩種結果：最起碼我們能更進一步了解身體的自癒能力，最好的情況當然是藉此讓我們找到治癒癌症的對策。但我們若對這些完全緩解案例繼續視而不見，那上述兩種結果都不可能發生。畢竟，當初亞歷山大・弗萊明若忽略那個培養皿的黴菌，不知今日的人類會是何種光景？歷史告訴我們，研究特例絕不會浪費時間；相反的，而是能夠帶來巨大的突破——這才是真正希望之所寄。

Chapter 1

全面改變飲食

讓食物充當你的良藥，良藥充當你的食物。

——希波克拉底

希臘名醫希波克拉底被尊為現代醫學之父，他堅信食物具備調整、平衡、療癒身體的能力。若是他知道現今的醫生在四年的醫學院教育中，總共只上過一星期營養學課程，你可以想像他會如何失望[1]。即使最近體檢時，我還得向醫生解釋，我雖是素食者，仍可從攝取綠葉蔬菜獲取大量鈣質（她唯一建議是牛奶），以及從豆類與海藻中攝取大量鐵質（她唯一建議是紅肉）。一般而言，並非醫生不信食物具備療癒力，而是他們從未涉獵過此方面的知識。

如果醫生能夠更深入研究營養學，就會發現，我們確實是吃進什麼樣的食物，就決定什麼樣的身體，因為吃進去的食物，其細胞會分解轉化成為我們身體的細胞。此外，飲食會直接影響身體的血管跟組織液，按照我們所攝取的食物來決定體內發炎的程度。為說明此概念，想像一下讓五歲的小孩喝一杯咖啡，十分鐘後，你絕對會明白我們的飲食直接影響健康的道理。

我們的健康——實際上我們整個生命——就是由當下我們所做的每個決定所導致的結果。這包括我們每日選擇的飲食、思考、感受、行動與回應、活動與休息的方式。食物之所以力量強大，乃因吃東西是非常自覺（有意識）的決定。我要選擇吃很甜的玉米片或燕麥加水果？要為自己隨便弄個花生醬加果醬三明治，還是多花點時間做藜麥沙拉？對大多數人來說，每天在做這些食物選擇時，心裡總不免冒出碎碎唸的質疑，這真的很重要嗎？我吃進去的食物真會對健康產生很大影響？我訪談過的完全緩解者，因性命已危在旦夕——於是把這個問題提升到更高層次。他們問自己的是：我吃進去的食物能讓癌症獲得緩解嗎？大多數人的答案是肯定的。

分析過數百個完全緩解案例後，我發現在九項關鍵因素中，有一項不斷浮出檯面，就是全面改變飲食對於治療癌症的益處。此外，大多數我所研究的案例，都傾向於做出以下四種飲食改變。分別是：

- 大幅降低或者排除糖類、肉類、乳製品，還有精緻食物的攝取。
- 大幅增加蔬菜水果的攝取量。
- 吃有機食物。
- 飲用過濾水。

深入討論過這些改變後，我會跟大家分享兩個故事，兩位案主都是透過全面改變飲食而分別治好乳癌與攝護腺癌。最後，我們會討論一些大家能採取的簡單步驟，開始飲食抗癌之路。

不碰甜食、肉類、乳製品與精緻食物

我追蹤研究的絕大多數完全緩解案例，都曾提到他們的飲食會降低或完全排除甜食（糖分）、肉類、乳製品與精緻食品的攝取，以幫助身體得到療癒。我們先從糖談起。關於糖與癌症之間的關係，向來有許多討論，其理由很充分。癌細胞會攝取糖分（新陳代謝），這是不爭的事實。糖、葡萄糖代謝的速率比正常細胞迅速許多。正子斷層掃描的運作原理正在於此：首先喝一杯葡萄糖，然後掃描器偵測葡萄糖在身體哪些部位糖分代謝最快，這些葡萄糖「熱點」就是你體內最可能出現癌症病灶的區域。儘管研究人員尚未釐清高糖飲食是否確會引發癌症，但我們確知的是，一旦癌細胞出現在你體內，它們在身體攝取的葡萄糖量，比正常細胞要多上 10～50 倍。[2] 因此盡量降低癌症病人飲食中精緻糖的攝取量是相當合理的，以免「餵食」他們的癌細胞，並且透過攝食蔬菜與水果來獲得天然的葡萄糖。目前美國人每天平均攝食 22 茶匙的糖，但我們每天最多只應攝取 6～9 茶匙[3]，這表示無論我們目前是否面對癌症，依然有極大改進空間。

在 1920 年代，奧圖．華柏格（Otto Warburg）醫生首先發現癌細胞與糖之間的關聯。華柏格醫生因發現癌細胞從糖分中獲取能量，且它們跟正常細胞呼吸方式不同，而獲得諾貝爾獎。具體而言，他發現癌細胞透過大量葡萄糖以獲取能量，而且它們還能夠無氧呼吸（又稱厭氧呼吸）。另一方面，健康細胞所分解的葡萄糖分量少很多，而且必須呼吸氧氣（稱為有氧呼吸）。有趣的是，即使環境中有許多氧氣，癌細胞依然以無氧方式呼吸。這情況使得華柏格醫生假設癌細胞的粒線體明顯出現某些問題，因為那是健康細胞發生有氧呼吸之處。如果你對高中生物課的恐懼記憶猶新，請別擔心，我要給各位的訊息很簡單：癌細胞的行為模式跟健康細胞不同，其中最主要的差異在於，癌細胞需吸收大量糖分才能夠運作。因此降低我們每日飲食中糖分的攝取量，可能是有助於「餓死」癌細胞的重要方式。

有個採取改變飲食法的完全緩解者朗恩，就是刻意降低飲食中的糖分攝取。朗恩在 54 歲時被診斷出攝護腺癌。他的血液檢查報告顯示攝護腺有問題（格里森分數是 6，攝護腺特異抗原是 5.2），在 12 項切片檢查中，他有兩項呈現癌細胞陽性反應。因此，醫生建議他立刻切除整個攝護腺。但因朗恩不久前才聽說有人藉由改變飲食而治癒癌症，便想先從飲食著手。由於住所偏遠，沒有任何腫瘤整合專家或營養師可提供諮商，因此他開始廣泛閱讀癌細胞如何大量攝取糖分的書籍與文章，了解許多典型美國式食物，如馬鈴薯和白麵包這類食品均富含糖類。在數週密集研讀後，朗恩決定將手術暫緩，嘗試以全面改變飲食來取代手術治療：

> 癌症可能是發生在我身上最美好的事，因為我平日總是熱中健身，對飲食卻沒那麼講究。我是個嗜糖如命的人……（為擺脫癌症）我把糖和所有白色食物都排除在飲食外，完全不碰馬鈴薯或白麵包類食物。我吃許多綠色蔬菜，並榨許多高麗菜汁喝，目前仍這麼做，不過沒那

麼頻繁……癌細胞是厭氧的，葡萄糖是承載氮來回穿梭以餵養癌細胞。所以，如果能將葡萄糖的供應阻斷，癌細胞便難以存活。

朗恩以此方式改變飲食後，一年之內其攝護腺抗異指數便降到健康的 1.3——因此他取消會對排尿與性功能造成永久傷害的攝護腺切除手術，如今已超過七年沒有癌症。

接著談談乳製品，我訪談的對象建議飲食應降低或完全排除乳製品，他們所持的兩個理由是：第一，乳製品是另一種動物的母乳，這表示其中富含能促進小牛而非人類成長的激素與蛋白質（人類是世上唯一會喝其他動物母乳的物種）。此外，研究顯示其中的主要蛋白質是酪蛋白，無論是培養皿或是以老鼠做實驗，都發現此物質能促進癌細胞生長。事實上，研究人員發現，光是餵食老鼠酪蛋白就能夠決定其體內是否會出現癌細胞。[4]

完全緩解者認為不應攝取乳製品的第二個理由是，大多數美國乳製品中都發現有害的化學物質，如牛生長激素、抗生素、農藥等。事實上，歐洲全面禁止美國乳製品進口，因為我們的乳牛注射重組牛生長激素（rBGH），許多研究都發現此激素與癌症有關聯。[5] 另外，美國乳製品中含有有害的 omega-6 脂肪（而不是健康的omega-3脂肪），因為我們乳牛的飼料是玉米而非天然牧草。[6]而omega-6脂肪的問題在於，它跟癌症的關係向來是藕斷絲連。[7]

最後，很重要的一點是，乳製品所提供的營養，我們從其他食物中都可以獲得，雖然電視廣告企圖對大眾洗腦的可能是另一套說法。例如，我們從綠葉蔬菜與蕪菁當中可獲得等量的鈣質，從攝食豆類與堅果能得到同樣多的蛋白質。綜合觀之，許多資料顯示，乳製品可能促進癌細胞生長，原因可能是它富含酪蛋白，或是牛隻在生長過程中被注射有害物質。因此，我研究的完全緩解者當中，許多人的飲食會大幅降低或完全排除乳製品，至少在其身體完全復原前會這麼做。

珍．伯蘭特（Jane Plant）就是透過排除乳製品（還有其他食物）而成功治癒癌症的案例。珍在42歲時被診斷出乳癌初期，當時醫生向她保證，只要做乳房切除術便能「解決問題」，不幸的是，他們錯了。她的癌症總計復發5次，在接下來10年當中，她接受3次額外手術，35次放療，還有12個療程的化療。當乳癌第5次復發，最後一次的化療對突出於頸部那顆雞蛋大充滿癌細胞的淋巴腫瘤完全失效時，醫生告知她的生命只剩下幾個月。珍是個充滿愛心的母親，也是知名的地理學家，她拒絕接受這樣可怕的預後，於是便發揮地理學家研究精神，積極發掘其乳癌發生的可能根源。當時她已改變飲食習慣，每天都吃大量蔬菜與全穀類，但她從新的研究中發現還需加上另一項改變：

> 以我的例子而言，飲食排除乳製品非常重要……當時我正在接受常規醫療的（化學）治療，但效果不彰，直到我停止攝取乳製品，化療才開始產生效用……我想誘發癌症的原因很多，但我認為必須停止攝食引發癌症的食物……但這不單是戒掉乳製品這麼簡單，還要配合放棄其他食物與生活習慣。

珍在她寫的《乳癌與牛奶》（*Your Life In Your Hands*）一書裡還談到其他各種改變，此書在英國成為暢銷書。她在書中建議，大家應在飲食中排除所有乳製品；大幅增加有機蔬菜與水果攝食量；從豆類、堅果、種子類食物中攝取健康植物蛋白質；使用健康的油品、香草，還有香料；不吃精緻食品；飲用過濾、煮沸過的水。如今她已揮別癌症超過19年，並繼續深入研究以不含乳製品且包含大量蔬菜為主的飲食方式。

———●———

反對肉食主義者最典型的論證是認為，根據人體的構造來看，我們攝食肉類只適合占總飲食的10%，這還是指野生瘦肉而言。今日美國人飲食中平均攝取的肉類約占15%，這代表每人年平均攝取肉類約200磅。[8] 在光譜的另一端，支持原始人（或者稱洞穴人）飲食法的人則認為，肉類應占人類飲食比例的20%～40%。無論幾千年前人類以什麼為主食（如今也已不可考），而今我們面對的是現代文明疾病：癌症。從各種大型的、設計周延的科學實驗中，我們依舊看到此事實：飲食中經常攝取肉類，尤其是紅肉，跟各種癌症的發生關聯甚深。[9] 我發現每天只要吃兩份肉類，女性乳癌病人的復發風險就會提高四倍。[10]

除了這些令人警醒的發現外，豬肉、雞肉、魚產類，也都跟乳製品業出現同樣隱憂，因為人們在飼養過程中添加有害的人工成長激素、抗生素、農藥，還有omega-6脂肪。而且，就跟乳製品一樣，我們從肉類所能獲得的營養，都能從其他食物來源取得。例如，素食者能夠從豆類與全穀類當中得到許多蛋白質，還有從豆類跟海草類獲取鐵質。因此，我個人對於肉類攝取的觀點與乳製品如出一轍：建議大家應大幅降低和排除肉類的攝取，至少在癌症完全康復之前請這樣做。如果你選擇攝取少量肉類，請務必購買有機、自由放養、餵食草類飼料，且飼養過程未注射激素、抗生素的肉類，並且限制攝食量。

完全緩解者還應大幅降低或完全不攝取的食物是精緻食品，尤其是精緻穀物。精緻食品諸如麵粉製的麵包，都已經從原型態（小麥和大麥的果實粒）轉換，再被機器磨成精緻麵粉，加上酵母與糖後，經烘焙而製成麵包。這種作法使麵包的升糖指數極高，因為其中的碳水化合物很快就會轉換成癌細胞喜愛的葡萄糖。更糟的是，攝取高升糖指數類食品，如麵包、義大利麵、麵粉，或任何快煮類穀物，不僅能讓癌細胞獲得充分葡萄糖供應，還會讓胰島素飆升，而這些都跟癌症密切相關。[11]

因此，為了讓血糖與胰島素指數維持低值且平穩狀態，我訪談的完全緩解者都大幅降低飲食中的精緻食品（或完全禁絕），而從全穀類食品中獲取碳水化合物。我們的身體消化全穀類比起精緻食品要慢得多，這有助於讓血糖與胰島素指數維持在低值。何況全穀類又比精緻食品富含纖維與維他命。[12]或許最重要的是，吃全穀類食品向來都跟低癌症發生率有關。[13]全穀類食品包括糙米、藜麥、全燕麥、全大麥、小麥粒。至於麵包，你可以嘗試發芽穀物麵包，它比白麵包和全麥麵包口感更扎實，且每片麵包糖分含量要低得多。

我訪問過某位在泰國主持淨化課程的另類治療者，世界各地的人都會到他的中心進行 3～7 天斷食與身體淨化療程。身為泰國土著的他認為，精緻食品對人體害處極大，他完全禁絕這類食品：

> 我不吃速食，也不吃機器製造或任何乳製食品。但我會吃所有產自大自然的食物（即種在土地上的食物）。這就是我日常的飲食習慣。罐裝食品沒有生命——它們都是

> 死的。想想那些工廠製食品標示的到期日吧，正常食物怎可能維持四年都不腐壞？果子剛從樹上採收沒多久就死了。它頂多維持三、四天，或許只能保鮮一天。所以我只吃「活」的食物——就是從大自然採收的食物。

美國人愛吃機器製的食品，像麵粉製品與義大利麵——都是標準美國飲食主角（富含肉類與糖類的食品），更重要的是，我們的味蕾不見得能分辨什麼是對健康最好的食物。事實上，那些身價億萬的大企業想盡辦法製造嚴重損害我們味蕾的人工香精，讓我們對有害的精緻食品逐漸上癮。請注意那些標示上所謂的天然香料，它們不見得名符其實。例如，你可知道在許多飲料裡會添加一種海狸肛門腺分泌的液體，即所謂的海狸香（castoreum），這種東西常被添加於食物與飲料中，產生類似天然覆盆子的香味。[14] 我們的食品藥物管理局允許廠商以天然覆盆子香味來標示，只因其來源是天然成分。[15] 但這絕非真正的覆盆子香味。

除了用人工或自然的香味損害我們的味蕾外，食品加工公司還在大部分食品中添加大量食鹽、脂肪與糖，因為他們知道人類遠祖那種狩獵者—採集者的味蕾依然深藏於體內，潛意識仍渴望這些千百年前缺乏的食物。現代人拜農業科技發達之賜，如今已能生產大量的鹽、脂肪，還有糖。不幸的是，人類身體的進化程度還未能與此事實齊頭並進，於是速食公司便利用其中的落差，人類只要一聞到油脂（脂肪）、糖或鹽的味道，不自覺便垂涎三尺，這就是為什麼熱騰騰的薯條會如此誘人。

綜合上述理由，對癌症病人或任何想遠離癌症的人來說，最明智的作法就是在選擇食物時，千萬別太信任你的味蕾。我訪談的完全緩解者都選擇回歸祖先的簡樸生活方式：自耕自食各種蔬菜與穀類，他們極少接觸肉類或糖類等昂貴美食，因而能享受癌症率極低的健康生活。[16]

蔬菜與水果的療癒力量

當我們談到蔬菜與水果時，各位已猜到我要說什麼——它們有益身體健康，而且好處多多。蔬菜與水果能提供人體所需的所有養分：包括維他命、礦物質、碳水化合物、纖維、葡萄糖、蛋白質，甚至健康的脂肪。以癌症而言，數百份研究資料顯示，多吃蔬菜與水果有助於人們防癌。[17] 其他後續的各種研究也發現，常吃蔬菜與水果的癌症病人能活得更久。[18] 例如，有項研究對 1,500 名病人進行追蹤調查，結果發現，每天吃五份蔬菜與水果，且能夠每週六天、每次至少運動三十分鐘的女性，她們的死亡率比蔬菜與水果量攝食較少，且運動量較少的人，降低 50%。[19] 換言之，食用大量蔬菜水果且能規律運動的癌症病人，平均壽命多兩倍。

有許多研究發現，某些類別的蔬菜與水果具有特殊抗癌能力，例如，十字花科蔬菜（如高麗菜、綠色花椰菜、花椰菜）、蔥屬科蔬菜（如洋蔥、大蒜、青蔥），還有深色莓果類。光是十字花科蔬菜就富含有助於阻止癌細胞生長，[20] 阻礙癌細胞轉移，[21] 甚至能讓癌細胞暴斃或死亡（pop or die）的營養成分。[22] 其他的蔬菜與水果也具備不同程度抗癌效果。因此，為讓身體能獲得各種抗癌營養成分，大家應嘗試各種顏色的蔬果，因為每種顏色的食物都代表不同的抗癌成分。

戴兒．菲格利（Dale Figeree）就是發現蔬果治療力量的完全緩解者。戴兒在 27 歲時被診斷罹患非霍奇金氏淋巴瘤，或淋巴系統的癌症。在探查手術的過程中，還發現她的肺部、心臟與主動脈部位附著一顆葡萄柚大小的腫瘤，這表示她已無法接受手術。於是便立刻遵照醫師命令，接受化療與放療，但由於嚴重副作用迫使她兩個月後放棄化療。繼續進行放療三個月後也不得已停止，因為放療開始影響她的語言能力。在走投無路情況下，她只好開始進行各種身心靈治療的實驗，其中一種就是食物：

> 我去找某位知名營養師的協助，他讓我接受一種食療計畫，我所吃的都是營養成分高、容易消化的食物，且分量大得驚人！我的腸胃得花好幾個星期才逐漸習慣吃那麼多食物，可是一旦習慣後，它們就像海綿般不斷吸收。此食療計畫中包括 80%的生食，還有 20%的熟食。

我每天喝三杯現榨蔬菜汁，再加上大分量生菜沙拉、水果與堅果。晚餐時，我吃下一磅煮熟蔬菜，還有一磅地瓜、糙米或豆子。我的身體很快就開始排除體內的老舊毒素——這些可能是致癌物，或化療與放療後殘留體內的碎屑。這種淨化與排毒的過程就這樣周而復始循環，每隔幾星期身體不同部位就會出現新徵兆：疼痛、痰液，或腹瀉等。

經過三年如此完善的照顧，依循其身心靈需求的全方位治療計畫後，她再去做電腦斷層掃描，發現體內癌細胞已一掃而空。當時是1980年代，距今已30多年，迄今她的身體都很健康。此後，她就受訓成為營養師，如今幫助其他癌症病人建立完整的身心靈治療計畫。

吃有機食物排毒

我所訪談的大多數完全緩解者都認為，身體暴露於現代汙染環境中，因此清除體內各種毒素是非常重要的事。科學家了解何種因素導致健康細胞轉變為癌細胞，包括細菌、病毒、基因突變，當然還有化學毒素。研究人員也知道，像尼古丁、石棉、酚甲醛樹脂這類毒物，絕對足以致癌；然而，我們每天仍然暴露於各種化學物質中，至今科學家仍不確定它們對人體造成的影響，像是農藥，還有基因改造作物（GMOs）。科學家花了 50 年以上時間，才證明尼古丁會引發肺癌，他們可能還要花費同樣或更長時間，來決定農藥與基改作物是否對人體有害。

近來有項令人警惕的研究顯示，母親在懷孕期間使用室內或者是園藝用農藥，跟兒童罹癌有關聯。[23] 類似研究顯示，乳癌病人的胸部組織液成分包含高比例農藥。[24] 不幸的是，我們可能還需做 50 份這樣的研究，科學家才能正式宣稱某些農藥會致癌。同時間，大多數的完全緩解者都寧可採取謹慎作法，只吃有機水果與蔬菜。這顯然是明智的選擇，因為近來有項研究檢視 240 種有機食物後，發現有機食物所含農藥比例較一般食品低 30%。[25]

除了吃有機食物外，進行短期斷食或排毒淨化，都能加速排除體內殘留農藥、重金屬與其他毒物。斷食是人類史上最古老的一種療法，過去三千年中，所有宗教與傳統醫療系統裡，經常可發現類似的記載。許多奉行健康生活的人都認為，斷食是一種清除體內感染與自然排毒手段。尤其是，只要斷食過程安全，就會產生強烈骨牌效應，造成身體健康的轉變。

例如，各種研究顯示，進行短期斷食有助於清除細菌感染、降低膽固醇，並減緩老化的過程。[26] 類似研究還顯示，只要經過一日斷食就能夠開啟身體強大的排毒過程，使所有內臟系統得以淨化，並使抵抗細菌的免疫細胞數量增加。[27] 以癌症來說，某項先導研究顯示，在化療期間進行短期斷食，會大幅提升化療的效果，同時降低它帶來的副作用。[28] 有些研究人員假設，若透過斷食完全阻絕葡萄糖攝取，可能是「餓死」癌細胞極有效的方法。[29]

當我周遊世界做研究之旅期間，遇過許多另類療法醫生，他們建議癌症病人的治療計畫中，斷食常是其中的一部分。有位主持斷食／淨化治療計畫的負責人，向我描述斷食對於健康的好處：

> 斷食是排除體內累積毒素，且強化身體排除廢物系統功能的一種極佳手段，如此身體才不會持續累積毒素……如果被診斷罹患癌症，我就會進行長期的斷食……首先，我想先排除體內的毒素，然後我會開始吃無毒的食物（有機的）……我想透過斷食來淨化體內的組織液，同時將成長快速的惡性腫瘤餓死。此作法跟化療與所有（常規）醫療的道理其實相同……斷食是一種自然的淨化手段……大多數動物生病時，都會自動停止進食。此乃大自然的治療方式。

正如這位斷食中心負責人的正確看法，動物生病時會本能地進行斷食。事實上，人類是唯一生病時還強迫自己進食的動物。其他動物身體不適時，不但會停止進食，還會找個安靜地點不受干擾地休息，直到身體痊癒為止。在這段休息期間，可能會喝點水，吃一些帶苦味的青草（也有助於排毒），直到身體好轉才會繼續進食。對人類來說，生病時立刻胃口大失，表示我們可能也有同樣本能的、自我療癒的機制，讓我們暫時停止進食，以便啟動體內排毒過程。有些癌症已被證明與某類細菌和病毒有關，例如，人類乳突病毒（HPV）就跟子宮頸癌有關，幽門螺旋桿菌則跟胃癌關係密切。因此，罹癌者在醫療人員監督下，進行短期斷食以排除體內潛伏病毒與細菌，是相當合理的作法。

我在泰國進行研究時，因為好奇心驅使，進行為期一週斷食，每天只吃一片西瓜、一杯紅蘿蔔汁，晚上喝點蔬菜清湯，每天還進行大腸水療，喝纖維奶昔、藥草，還有維他命。我這人向來只要感到飢餓便脾氣暴躁，估計自己只能耐飢六小時，但我驚訝地發現，適時供應的纖維奶昔讓蠢蠢欲動的飢餓感被牽制整個星期，同時那些果汁、清湯與維他命，又提供身體所需的微量營養素。在此我不便詳述當時身體出現那種稱為「黏膜斑塊」（mucoid plaque）的血淋淋細節，我只想說，在完成一週斷食後，我很驚訝發現，身體藉由斷食竟能展現如此令人驚異的排毒能力——對於剛成為素食的人而言。如今我每年都進行一次斷食，做為內臟的春季大掃除。

如果透過斷食幫助身體排毒的想法令人望之生畏，可先嘗試一日斷食，在過程中飲用新鮮蔬果汁，輔以洋車前子纖維粉

（即 Metamucil），每隔 4～6 小時飲用一次，這樣飢餓感就會消失。如此每月自己進行一天斷食，能幫助你的身體簡單排毒。請記住，若你的斷食需要醫療人員監督，務必事先諮詢你的醫生。

飲用過濾水

第四項也是最後一項改變，是所有訪談過的完全緩解者幾乎都會做的事，那就是將日常飲用的汽水、果汁、牛奶，改變成過濾水。每天至少要喝八杯，水要盡可能非常潔淨。水是維持身體健康必需品。人體大約有 70%由水組成，若缺水我們約在四天內就會死亡。我訪問過許多另類醫療者都認為，水具備排出體內毒物、病毒、細菌的功能，並能提供身體細胞最需要的氧氣，因此，水被視為「治療之王」（master healer）。

這些治療者建議我們喝天然礦泉水，因為它含有更多礦物質，要避免喝自來水，因為經常含有氯化物、氟化物與重金屬，某些研究認為這些物質都有致癌性。[30] 在我們確認這些物質是否與癌症有強烈關聯前，還需進行更多的研究，我所訪談的完全緩解者都寧可採取謹慎作法，他們選擇喝不含雙酚 A 的礦泉水，或是裝設家庭淨水系統（逆滲透、活性碳過濾）。不過，採用這種過濾法也會將有用的礦物質全部濾掉，所以，如果你是飲用過濾水，補充礦物質營養素是明智的作法。我個人在廚房自來水加裝淨水系統，將自來水中的氯化物、氟化物、重金屬還有其他汙染物先過濾，再拿來飲用和煮飯。

到目前為止，我們已探討過完全緩解者運用的四種有助身體療癒的飲食改變法：

- 將飲食中的糖、肉類、乳製品，以及精緻食品大幅減低或完全排除。
- 增加蔬菜與水果的攝取量。
- 吃有機食物，以及
- 飲用過濾水。

現在我想跟大家分享「琴妮」與約翰的療癒故事，當他們分別罹患乳癌與攝護腺癌時，便是運用這些改變飲食習慣的策略，現身說法讓大家了解此作法如何能治癒癌症。琴妮與約翰分別住在美國不同城市的郊區，他們居住的地區不容易找到整合腫瘤科專家或營養專家提供諮詢，於是只能自行找資料研究，他們閱讀大量書籍，並利用社區圖書館尋找各類資料，進行網路專題搜尋。各位讀他們的故事時，請保持開放的心胸。他們的選擇或許未必符合你的作法，但他們都能針對自己身體的需求，找到恢復健康的有效方法。

琴妮的故事

琴妮 60 歲時發現胸部有腫塊，當時是 2007 年，她在長期的工作崗位上向來勤奮努力，且很享受與丈夫共度的平靜歲月。當她發現罹患乳癌前，日子平靜無波。無論是做乳房 X 光攝影或是磁振造影，都偵測不出腫塊性質，最後是經由粗針穿刺切片檢查，才證實的確是乳癌。醫生立刻為她安排乳房腫瘤切除手術，因為並非切除整個乳房，所以只算是個小手術。不幸的是，醫生在手術過程中並未將邊緣組織的癌細胞清乾淨，也就是他們無法將整個腫瘤摘除。此外，琴妮體內還有某些部位的淋巴結測試呈陽性反應，這表示她的乳癌已進入第三期。醫生希望她再次接受手術，以切除邊緣組織的癌細胞，同時還需切除身上許多淋巴結。醫生告訴她，在第二次手術後，她還得接受密集化療，接著再進行常規性治療。然後，他告知琴妮最壞的消息：可怕的預後情況。琴妮以平靜、嚴肅口吻，回憶當時那個決定命運的瞬間：

> 醫生對我說：「妳經過第二次手術，還有化療與放療後，我們預期妳還有五年的時間。」當時我心想，我要活的可不只五年而已！……所以，聽到醫生這麼說，我整個人氣瘋了。我什麼話都沒說，但氣得要命，當時我心裡很清楚，我才不幹呢！我才不動這個手術。因為我已跟朋友談過，掌握不少關於另類療法的訊息。所以，我當時

抱持的態度大概像是：這件事打不倒我的，我要放手一搏。

因此，琴妮鼓起餘勇，平靜地拒絕第二次手術以及化療與放療，雖然當時在她的胸部與淋巴結中仍殘留癌細胞。大多數病人都因過於害怕而不敢拒絕醫生建議的治療，但其實她更畏懼的是第二次手術帶來的傷害，因為她從資料了解到，切除淋巴結可能會導致淋巴瘤，這會導致手臂與大腿永久性的疼痛與出汗。更重要的是，她的朋友朗恩最近才透過全面改變飲食（並且延後所有常規性治療）而治癒攝護腺癌，所以琴妮至少眼前有個效法對象。她盡可能廣泛閱讀這方面資訊，但相關資訊多得讓她有些吃不消。事實上，由於訊息錯綜混雜，讓她難以決定到底該吃什麼，後來乾脆暫時停止飲食：

> 我在兩個月內就瘦了50磅，因為有一段時間我什麼都不敢吃。那些書中談到飲食習慣問題——有些吃進去的食物——會讓癌症惡化。所以，我擔心自己是在餵養癌細胞，因此便暫時斷食。然後，才慢慢開始嘗試正確的食物。但由於身體系統還不習慣，所以會有點不舒服。對身體來說，這是劇烈的改變。不過，一旦習慣了這類飲食方式，這些食物嘗起來就會很美味，其他食物（加工食品）的味道就如同嚼蠟了。

在請教琴妮認為哪些是正確的食物之前，我想先聽聽她是如何以及為什麼要停止飲食。在我進行研究期間，已聽說有許多完全緩解者與另類治療者把斷食當成治癌計畫的一部分。可是，琴妮的作法看起來像是誤打誤撞之下開始斷食。「那是類似斷食的狀況嗎？」我問道。她回答：

> 嗯，幾乎算是吧。因為我很害怕自己吃錯東西。然後，我才慢慢開始吃生菜，之後又加入其他食物。我不確定自己應該吃什麼，在我跟朗恩談過幾次後，對於實際作法有些初步概念，你知道，我對這個領域完全陌生……先停止飲食然後再逐漸恢復進食，幾乎確定是有益無害的。但是，沒錯啦，我瘦了好多。但後來又胖回來了（三年後）。

斷食期間體重會急速下降是很常見的情況，通常這是很健康且安全的，只要不是剛開始斷食體重就急速下降即可，琴妮並未發生這樣的情況。

琴妮在停止斷食後也依照一般常見作法：剛開始先吃易消化的食物，即生菜之類的東西，然後慢慢把其他食物與流質——她認為是正確的食物——加入飲食中。她以所閱讀的眾多書籍為基礎來做決定，這些書包括奎林（Patrick Quillin）的《用營養擊退癌症》（*Beating Cancer with Nutrition*），皮爾洛（Christina Pirello）的《全食煮義》（*Cooking the Whole Foods Way*），大家別忘記，琴妮住在美國鄉下，附近並無任何整合營養師或醫生，因此她必須全靠自己研究。

> 起初我先停止攝取糖、麵粉，或乳製品。我吃的大多數都是蔬果類，完全不碰紅肉，偶爾吃點雞或魚肉，但此飲食法並非規律進行。食物大部分都是綠色的東西，將高麗菜榨汁喝非常重要，於是我就這麼做。

琴妮還買了一個家用飲水機，開始喝大量的瓶裝水而捨棄自來水。根據閱讀的資料顯示，自來水中含氯化物，瓶裝水不但對健康更有幫助，味道也較好。由於社區自來水屬「硬水」，含有很多礦物質。她還戒掉所有汽水、牛奶與酒精類飲料，只喝自己現榨的果汁。

除了這些飲食改變外，她也盡可能購買有機食物，只有買不到新鮮蔬果時才購買冷凍食品。選擇吃有機食物是刻意的決定，因為她從資料發現，食物中的化學物質與農藥，可能是導致她罹癌的元兇。她還捨棄白麵包和全麥麵包，轉吃發芽穀物麵包，並開始服用從社區健康食品店購買的有益乳房的維他命補充品。

跟我訪問過的完全緩解者一樣，為讓健康好轉，琴妮不只是做一種改變，而且在治療過程中充分應用這九項關鍵因素。所以，除了全面改變飲食方式外，她也藉由每日散步 30～40 分鐘來釋放壓力，這是她近來新養成的習慣。她認為壓力是影響人體免疫系統強弱的關鍵因素，所以決定完全釋放體內的壓力。她在這段期間與姊姊的關係變得極親密，並從姊姊那兒獲得許多的支持。我詢問琴妮在治療期間是否有依靠任何精神信仰／修練，她回答：

> 嗯，要信仰上帝，且知道上帝賜給你這個免疫系統是為了對抗疾病。所以，若你能讓免疫系統提升到原本該有的水準，它就無往而不利了。若你讓自己的免疫系統變得貧弱，疾病便會趁虛而入。我對此堅信不疑……我們每星期上教會，我有點覺得，自己得了癌症後，信仰反而更堅定。因為這讓我對信仰有更深刻思考。

琴妮一整年都嚴格遵守吃天然健康食品（大多數是蔬菜）的飲食計畫，喝瓶裝水，吃維他命補充品，每天規律散步，直到有一天她發現胸部的腫塊已完全消失。她立刻去見醫生，連醫生也摸不到有腫瘤存在。他們決定不做乳房 X 光檢查，因為當初做此檢查未偵測出腫瘤（只有從乳房粗針穿刺才發現），醫生要求琴妮繼續進行每月的乳房自我檢查。自從被診斷罹患乳癌迄今已超過五年，她的健康狀態極佳，腫瘤已不見蹤跡，之後也沒有復發跡象。

由於擔心癌症復發的可能性，琴妮嚴格遵守新的飲食法。這對她而言並不難，因為如今只要吃進任何屬於「過去」的那類食物，她的胃就會不舒服，包括白麵條或任何油炸食品。她的味蕾也從此完全改變：如今她只喜愛水果與蔬菜的味道，精緻食品對她已失去吸引力。整體而言，她的生活已進入正常的新領域，其中蔬果才是王道，精緻食品已成過往雲煙。當我感謝琴妮跟大家分享如此精彩的故事時，她說：

> 我很樂意跟大家分享，因為我認為這是件了不起的事，我希望更多人能勇於嘗試不同的事物。但人們總是害怕，因為他們只知道化療與放療……他們不了解這類事情（指改變飲食）能發揮如此功效。

根據琴妮的看法，她所做的轉變能產生效果是因為她提供身體所需的健康，不含農藥的食物與水使免疫系統得以正常運作，因此癌細胞消失不見。

與此同時，距此幾州之外有個叫約翰的男子，也陷入與琴妮類似的困境。他們兩人的差別在於，約翰起初接受醫生建議的所有治療方式來處理他的攝護腺癌。不幸的是，儘管手段用盡，他的癌症仍然復發，於是他開始尋找其他治療可能性。

約翰的故事

1999 年時，50 歲的約翰經歷了漫長又辛苦的離婚手續後，陷入極嚴峻的財務危機。雪上加霜的是，他的攝護腺特定抗原指數（PSA）相當高，讓他的醫生憂心忡忡。後來經針孔穿刺證實約翰罹患攝護腺癌（葛里森指數5〔3＋2〕），可想而知此數字讓他驚駭萬分。因此，當醫生建議他進行攝護腺根除術，就是以手術方式切除整個攝護腺時，約翰立刻就答應了。「我當時的心情是，『馬上切除吧，反正越快越好！』」他回憶道：「我嚇得半死。」

經過成功手術後，約翰的PSA指數下降到幾乎無法偵測的程度，因此不需做額外的激素或放療。約翰感到如釋重負，享受了六年沒有癌症的日子，雖然每天都要跟手術造成的後遺症搏鬥，因為手術嚴重影響他的泌尿與性功能。在這六年當中，例行檢查的PSA指數逐漸降低，既然體內癌細胞應僅限制在攝護腺部位，因此這情況算是相當合理——至少醫生看法是如此，因為他的攝護腺已切除。（請注意，當一個男人攝護腺完全切除，血液內仍有極低量PSA，這是殘留的良性攝護腺細胞所產生。）一切情況似乎都很好——當然，除了副作用之外——到了2005年，約翰的PSA指數開始快速爬升，這代表在他動手術之前某些攝護腺癌細胞已在其體內轉移，如今又在體內活躍。

因為約翰正面對攝護腺癌復發，醫生便讓他接受激素治療與放療，但這兩種方式都伴隨嚴重副作用。雖然治療期間其PSA指數下降到安全值範圍，但完成治療幾個月後，他的PSA

指數又升到安全指數之上。醫生告訴他，必須回來接受激素治療，若癌症出現轉移情況，則必須開始化療。對約翰來說，這個消息猶如被宣判死刑。他很害怕接受激素治療及其產生的副作用，事實上，一旦停止治療，他的 PSA 指數就立刻回升，這讓他覺得自己永難擺脫此惡疾。

> 我去逛書店，因為記得那裡有本書談論我們如何死亡。我想了解攝護腺癌後續發展情形，還有最後會如何死亡。我發現奎林所寫用營養擊敗癌症那本書，心想不妨一試。我發現癌細胞是專門的葡萄糖代謝者——這是他對癌細胞的稱呼——表示癌細胞嗜吃糖。所以，我立刻斷絕所有糖類攝取。我就這樣說到做到……花了兩星期才克服對任何糖類的渴望，然後再做另一次 PSA 檢測，發現指數開始下降。

約翰從此開始進行個人化科學實驗以挽救自身性命。他延後醫生建議的激素治療，以便有機會進行飲食改變，接下來半年，他對飲食非常謹慎，盡量遵照書上提供的各種建議，並閱讀所有能找到的相關資料。他跟琴妮一樣，並不認識任何整合醫療醫生或腫瘤科營養師，只能以自力救濟方式找出適合自己的整合治療計畫，經過辛苦研究後，他確實擬訂了一份計畫。他決定每隔三個月接受一次 PSA 檢測，這是標準的檢測間隔。而檢查結果讓他大為吃驚：根據他在三個月期間飲食改變狀況，PSA 指數也隨之高低起伏。對於這樣的變化，他的看法是：

> 睪固酮是促使癌細胞「活躍」的因素，而糖就是它的養分。所以我的作法是活活餓死癌細胞，並以身體的免疫系統殺死它們。我一直都在這麼做。但結果發現——在付出慘痛代價之後——有些食物會讓我的 PSA 指數上升，有些則不會。我開始吃毛豆（黃豆的一種），因為它應該有助於治癌（他根據書中的建議）。但當我開始這麼做時，PSA 指數竟突然飆高，所以我立刻停止食用，PSA 指數也跟著下降。

換言之，約翰早就發現研究人員近來才了解的事實：攝護腺癌跟乳癌並非只有固定類型，而是有各種亞型，它們會對不同的治療產生不同的反應。[31] 對某些乳癌與攝護腺癌類型來說，非基改毛豆可能具抗癌效果，但對其他亞型而言，這東西反而可能促進癌細胞生長。[32] 約翰還發現，當他將亞麻仁油中的木酚素成分排除後，其 PSA 指數也出現類似的下降。經過不斷嘗試錯誤後，他透過規律性的 PSA 測試，發展出一套專屬的特殊飲食方式，以便將 PSA 指數維持在控制範圍內。他建議最好的方式是只吃自己製作與烹調的食物。他吃的唯一甜食是壓碎的藍莓與甜菊葉（一種從甜菊植物葉片萃取的天然代糖）。他從書中得知，龍舌蘭糖漿對癌症病人也算安全的糖類，但約翰嘗試後發現，只要食用後 PSA 指數便會上升，因此立刻放棄。

經過幾個月的測試，約翰將自己的飲食日記與 PSA 測試結果製成對照表：

> 我得到一張你絕對無法相信的食物與指數對照表，其中的指數總是高低起伏。多年來，我每隔三個月就做一張這樣的對照表，我還降低——大幅降低紅肉攝取量，因為我發現它對我的 PSA 指數有負面影響。所以我嘗試以紅鮭魚與雞胸肉來取代，但分量很少。如今我偶爾會吃點牛排，但絕不會每天吃……問題就在於，我從資料中得知紅肉與乳製品會抑制免疫系統……關於這點我已確認屬實，因為每當我參加年度會議放任自己大快朵頤吃紅肉與喝紅酒時，回家後我的 PSA 指數就立刻竄升。

約翰還將所有乳製品與簡化的碳水化合物從飲食中完全排除，如麵條與麵包之類，他發現蘋果、甜菜根、櫻桃、葡萄等水果，對他的 PSA 指數來說糖度過高（但有趣的是，香蕉或現榨柳橙汁卻對他完全沒有影響）。至於飲料方面，所有含糖飲料他都不碰，平日只喝過濾水（逆滲透水）與活性碳水，酒類則只喝紅酒。對他來說，如此嚴格執行飲食並不容易，所以允許自己每年至少能有一次解放味蕾的機會，大啖喜歡的紅肉與紅酒。

約翰跟本書所有受訪的完全緩解者一樣，不僅在單一方面做出努力（即改變飲食）來達到治癌目標，也改變了其他生活層面。例如，他提高自己的運動量：從原本每星期兩次增加為三次，後來提升為每天運動，這使得他的體重減輕 12 磅，且體重再也沒回升過。他還將瑜伽、健行、散步等運動融合，由於這些運動之助，如今他的身體非常健康。他還服用一種叫 ImmunoPower 的提升免疫力產品，並飲用護士茶（essiac tea），因為他朋友獲知相關訊息，認為此茶具抗癌效果。他還嘗試針灸，現在依然偶爾接受針灸治療。最後，他也努力調整壓力，盡量維持正向情緒。他如此形容：

> 我認為保持正向情緒非常重要。就是你的態度。我決心不讓癌症控制我，而是要反過來控制它——就是這樣。它有點像老是治不好的感冒。你明知道它一直在那裡，但我已不再懼怕它……。如今，癌症就像個討厭鬼，讓我有點惱怒（大笑）……當我疲累不堪時，就去靜坐或做呼吸練習。在呼吸過程中能將我的煩惱抽離……也可以讓自己抽離。

雖然我的研究焦點在於了解人們如何治癒癌症，我還是會詢問受訪者關於疾病肇因，他們是否有任何看法。當我如此詢問約翰，他立刻回答：

> 我想每個人身上都有癌細胞，但我認為每個人免疫系統的抗爭方式都不同。若你的飲食會降低免疫系統能力，那就會生病。你的身體不斷與癌細胞抗爭，到某個臨界點時你的免疫系統就潰敗了，這一切都視免疫系統的程度高低而定。如果它很脆弱，那你健康的機會就很渺茫。你所吃的食物也會影響免疫力的高低，再加上包括運動與其他種種因素等……美國人的飲食問題在於食物中含有過多糖分，所以你每天都在不停餵食身上本來就存在的癌細胞。若你的免疫系統能力跟不上癌細胞腳步，那麼遲早都會得癌症。

約翰繼續說，他認為自己會得攝護腺癌的原因是當時他過於嗜吃甜食，且十多年來所累積的強大壓力猛然爆發，都削弱他的免疫系統，結果就是整個免疫系統「跟不上腳步」。

如今回首前塵，約翰說當初他若能獲得今日的資訊，必然會以不同方式來處理自己的癌症。首先，他會綜合運用不同方式來進行診斷：包括超音波、PSA，還有血液檢驗等，而不是做當年那種穿刺切片。此外，他也絕不會同意接受攝護腺切除術，這對他的泌尿功能（偶爾尿失禁）與性功能（必須使用藥物或注射才能勃起）產生嚴重且永久性副作用。他也不會接受放療和激素治療，因為兩者都會嚴重傷害免疫系統。他會從一開始就嘗試使用飲食改變法，並服用提升免疫力的營養補充品、每日規律運動、有自覺地減緩生活壓力來控制 PSA 指數。現在他的看法是：

> 其實真的很簡單。糖分餵養（癌細胞），而睪固酮則是觸媒。你的免疫系統控制癌細胞，或是殺死它。所以你必須提升你的免疫系統能力，並降低糖分攝取。就是這麼簡單。

當他說這些話時，我注意到口氣帶著些微懊惱，便詢問他是否滿意現在的飲食。他立刻回答：

> 我討厭死了！我不喜歡無法隨心所欲吃喝的感覺，也不喜歡無法隨時參加朋友的聚會。我就是討厭這種每日規律遵行的計畫。事實上，我手上戴著幾個骷髏戒指，以提醒自己人生苦短，若你無法自律，就會斷送生命……我有個熱愛旅遊的女性朋友，我很喜歡跟她結伴旅行。所以，我希望這段關係能維持一段時間……你總得找樣事情讓日子過下去。

約翰自從被診斷出攝護腺癌已超過 13 年，在癌症復發後他採取新的飲食方式迄今已超過 7 年。他依然偶爾寄電子郵件給我，告訴我最新的 PSA 指數，當我想到他痛恨嚴格飲食卻更愛惜生命，總不免會心一笑。

行動步驟

透過約翰與琴妮的故事，我希望能讓各位相信，如果你想幫助自己療癒身體，就必須更注意自己的飲食。我了解飲食上的重大改變可能導致情緒壓力，無論那是因為渴求美味，在乎外表形象，或因減重所帶來的問題。有些人讀過本章後，可能會立刻進行斷食或排毒淨化療程，把儲藏室裡的糖類與精緻食品全丟進垃圾桶，然後將冰箱裝滿有機蔬果。如果這就是你的反應，那麼我要讚美你。

不過，如果你的反應比較像我，可能需要按部就班地改變飲食，最後達到對抗癌症的飲食習慣。過去十年來，我是循序漸進讓自己慢慢習慣在這四種方向進行飲食改變，使我對於滿足食物美味的需求不被剝奪，同時也給我時間了解如何料理更健康的食物。如果循序漸進的方式符合你的需求，以下是一些讓你開始的步驟：

- **逐步降低攝取量。**先從每天減少糖分、肉類、乳製品與精緻食品的攝取量開始。然後尋找更健康的替代食物，像是椰子冰淇淋、花豆、豆奶，還有藜麥等。
- **每餐至少吃一份蔬菜和水果，**直到每一餐的飲食中有一半是蔬菜水果。
- **決定購買有機食物的優先順序，**當然先從肉類與乳製品下手，但那些含有大量農藥的水果與蔬菜也很重要：蘋果、芹菜、番茄與菇類等。經過一段時間，雖然你購買的是較昂貴的肉類與有機蔬果，但帳單總額並不會增加。

- **早上起床後先喝一杯加檸檬汁的過濾水**，以幫助身體排毒。首先，購買一個簡單的過濾壺，然後存一筆錢在家中裝置淨水系統。

完成這些步驟後，你可以開始進行更大刀闊斧的改變，下次花錢買果汁機，自製有機蔬果汁，從每週一次慢慢轉變成每日例行。然後，考慮開始進行兩週的減食，在這段期間你只從水果中攝取所需的糖分，不吃肉類、雞蛋、牛奶、麩質、黃豆、酒精與含咖啡因飲料。兩週後，再慢慢逐次將這些食物加進飲食中，以每種食物間隔三天的方式。這樣你就可以知道什麼樣的食物會讓身體過敏，哪些完全沒影響。最後，當你自認已經準備好，可以開始進行一天、三天，或整星期的淨化／斷食，依照個人健康狀況，可能需要醫療人員監督。

像琴妮或約翰那樣改變飲食，並不能保證你的癌症能完全療癒。經過十年來對數以千計完全緩解案例深入了解後，我對於希波克拉底的看法更加深信不疑：食物就是良藥。多吃有機蔬菜與水果，同時降低飲食中糖分、肉類、乳製品與精緻食品攝取量，對於你的身體健康只有好處。事實上，這可能是你最需要的良藥。希波克拉底相信，健康的食物與水才是病人應優先獲得的良藥，只有在萬不得已情況下，才使用手術與藥物。兩千年後的現在，我們的作法卻變得有些本末倒置：先以藥物與手術來治療生病的身體，而不是利用日常三餐（食物）做為最有效的藥物。

Chapter 2

掌控你的健康

行動是通往成功的基石。

——畢卡索

病人（patient）這個字源於拉丁文的「pati」，同時含有受苦（to suffer）、容許（to allow）與順服（to submit）之意。在現代社會人們不見得會受苦，但必須學習容許或者順服。在不同醫院與腫瘤科診所當諮商師的第一手經驗讓我了解，凡願意聽從醫生指示的病人都被視為好病人，而那些總愛亂發問，提出自己的研究理論，或——最糟糕的那種——挑戰醫生權威的病人，就被當成討厭鬼。這類病人令人討厭的原因在於，世上大部分的運作模式仍然遵循牛頓主義的醫療架構，就是當身體出狀況時，醫生是唯一懂得如何修理此人體機器的技師。

完全緩解者是從不同觀點來看待治療這件事。掌控自己的治療過程不僅是件好事，實際上對於治療過程也非常重要。我從研究中發現，掌控自己的健康包括三件事：在健康問題上採取積極（與消極對立）角色，願意改變自己的生活，面對問題時具抗壓性。深入探討這三種概念後，我們再來看一位完全緩解者如何透過掌控自己健康，在生命最後關頭奮力一搏而得到療癒的感人故事。透過一些簡單的步驟，你現在也能開始實踐，從而更充分掌握自己的健康。

切莫態度消極

對於現代醫學將人體視為能被拆解的機器，另類治療者卻抱持不同觀點。他們將身體看成是某種精密的生物體，而有形的軀體與無形的心智與靈魂則交織其中。他們還認為，只要好好照顧自己的心智與靈魂，身體自然就能良好運作。這就像保養你的愛車，你可以魯莽地開車，把車身到處撞得落漆又凹陷，從來不送它進保養廠換機油，或者你也能選擇以溫和方式開車，用高級汽油與機油勤加保養，並經常清洗。從這個角度來看，在此場景中最重要的角色，既不是車子也非零件，而是那個開車的人。

在西方醫學世界中，我們向來被教育成要當個很乖的病人，卻忘記實際上我們自己才是駕駛這輛車（指身體）的人。我們對於如何照顧自己的身體只是一知半解，當身體出問題時，通常是因疏於照顧，但我們卻把解決問題的責任全交給醫生，而不願去思考該如何做出改變以照顧自己的健康。結果，我們的醫生只會開藥方，這樣做不過是壓抑各種症狀，卻未真正解決問題，即使解決了眼前問題，卻帶來副作用。

完全緩解者就是那種不肯乖乖聽命於醫生的討厭鬼。比喻得再傳神點，他們就像瘋狂愛車族，積極尋找最棒的燃油與機油，總是按時清洗保養愛車，絕對定時更換機油。當他們在健康方面碰到問題時，也會在治療過程中扮演積極的角色。

完全緩解者李聖希是位韓國裔的母親，就是這類角色最佳代表。她育有兩個孩子，在面對自己的治療過程時，她很快就學會以積極態度來應對。聖希被診斷為卵巢癌第四期時，體內不僅有顆很大的卵巢腫瘤，還有惡性肺積水，這表示在其胸腔內有癌細胞組織液。由於這些組織液造成壓迫，使她右肺葉中間部分塌陷，接近下背側的部位幾乎全部塌陷。通常面對這類診斷與病徵的人，大部分只剩下半年生命。聖希的丈夫薩圖・薛克（Sarto Schickel）母語是英語，他描述他們如何在整個治療過程很快就開始扮演積極的角色：

> 自從我太太被診斷出卵巢癌迄今已五年多，現在仍過著正常的生活。對於卵巢癌第四期病人而言，此結果極為罕見且出乎意外。她是透過常規醫療、手術與局部性化療，加上另類治療、葛森療法（Gerson therapy，包括咖啡灌腸、蔬菜湯、蔬果汁、無鹽飲食）、長壽飲食法（macrobiotic diet）才達成此目標。若我們當初沒有將控制權掌握在自己手中，將常規醫療與另類療法融合互補，相信她今天早已不在人世。我們都堅信，如果醫生與病人能抱持一種整體性的治療觀點，對常規醫療、另類飲食法與各種排毒療法兼容並蓄，就可能出現更多完全緩解的案例。

儘管聖希的醫生對於治療過程中病人態度如此積極感到驚訝，但我訪談的許多另類治療者，常希望自己的病人也能抱持此種態度，甚至還要求他們應抱此心態。他們認為，除非人們能夠與自己的心靈力量充分結合，否則難以完全治癒疾病。有位來自夏威夷的卡烏納靈療者 Serge Kahili King，他相信醫生只應扮演輔助角色，因為真正的療癒需全然源自心靈的力量：

> 所有力量都來自心靈。身體能夠進行自我療癒。沒有人（醫生）能控制他人內在的自動（調節）運作系統。這是不可能的。不過，（治療者）可以幫助他人在潛意識層面找到自身的根源與力量——所以他的角色更接近協助者。身體擁有（療癒）力量，但由於有太多壓力的阻擋而使得力量無法發揮。因此，治療者在潛意識層面，能以建議（暗示）方式來協助（病人）潛意識或身心放鬆，藉以提升其療癒力量。（治療者）甚至能夠運用能量（治療）來讓身體加倍發揮正常的療癒力量。但療癒力量本是源於心靈……完全不需借助密教大師的力量。

換言之，Serge 相信，在治療過程中病人可將醫生或治療者視為外在的輔助，但最真實與深刻的療癒永遠來自病人積極主動的態度。

願意改變

掌控自己治療過程第二個面向的看法是：為獲得療癒力量，你必須願意剖析自己的生活並且做出改變，即使這些改變很耗時或容易造成情緒的困擾。這與現代醫療很少花時間分析每個病人獨特的生活型態大不相同，現代的醫生習慣開立特效藥，有時則以手術方式解決問題。

艾琳・賈克伯是長期乳癌倖存者，她很快就發現自己的生活需要改變，才能讓身體恢復健康。艾琳在 45 歲時發現初期乳癌，當時她的兩個孩子分別是 3 歲與 4 歲。她剛動完手術，就開始搜尋各種有助於治癒身體的方法。她曾目睹自己母親經歷漫長化療，煎熬數年後還是死於乳癌，艾琳決定不讓同樣憾事降臨自己身上：

> 我的免疫系統老是不太對勁，常感冒卻總是治不好。其他方面也開始亮紅燈。被診斷罹癌時，我發現自己得做些改變，才能重新掌控健康。我閱讀所有能找到的資料，稍微調整自己的飲食，減輕壓力，完全接受使用營養補充品強化免疫系統的作法。七年過去了，我的體內已找不到癌細胞蹤影，而免疫系統功能雖談不上完美，但已大幅提升且運作正常。

為健康緣故而辭去壓力極大的證券交易員工作，是艾琳在治療過程面臨的最艱困改變。起初做此決定雖頗感困難，但如今她非常愉悅地跟丈夫與兩個兒子共享天倫之樂，還教導其他癌症病人如何融合另類療法與補充療法，並和常規治療互相融合運用。

我所研究的治療者也認為，病人必須願意探索自己的心靈，仔細檢視能為健康帶來改變的各類方法，從而找回健康。布萊恩・麥克馬洪（Bryan McMahon）是美裔的傳統中醫，他在上海求學、生活與執業。他認為癌症病人的內在需經過天翻地覆的改變，體內的氣（chi）或生命能量（life-force）才能獲得完全的平衡：

> 我認為完全緩解或任何疾病出現突然好轉的現象，不見得都是醫生的功勞。這必須是病人送給自己的禮物……無論你面對哪種疾病，治療過程中都應包含對於自身狀態的某種洞察力，這點絕對很重要。一個人唯有深切感受與了解自己的實際狀態——無論是精神或肉體層面，才可能確切領悟到，「哇！我真是忽略生活太久了，我實在太貪婪了。我的控制欲真的太強烈了。」唯有透過如此的內心修練，人們才會進行必要的心靈大掃除，讓體內氣的運作機制產生永久性改變。我們會開始看到能量逐漸步入正軌，回歸到它們應有的位置，而不是任由（氣）完全外洩與流竄。

布萊恩與其他另類治療者認為，病人應該檢視自己的生活習性與模式，然後進行適當的調整，好讓更多的氣（又稱真氣，prana）進入身體。因為他們相信，身體能納入更多的氣是件很好的事，若能讓氣在體內毫無阻礙地自在流動，不僅能保持健康，還能延年益壽（中醫認為，如果體內沒有任何能量流動，就代表死亡）。因此，透過許多改變來增進體內氣的流動，被視為治療過程中的關鍵因素。

面對抗拒力量

掌控自己健康的第三個面向是：掌控往往意味著必須面對他人的批評，因此，你的立場必須堅定不移，才能抵擋他人的抗拒力量。先前提到，常規醫療體系通常把那些想掌控自己治療過程的人當成「討厭鬼」，因此醫療人員對他們的態度經常不太友善。

珍妮絲就是在治療中要面對此種抗拒力量的人。她在1985年被診斷出子宮頸癌第四期，接受子宮完全切除術，接著開始放療。不到一年時間，放療就宣告失效，珍妮絲依舊不願相信自己命在旦夕，她轉而到處搜尋與嘗試各種營養補充品：

> 在我住院的兩個月期間，醫生跟護士每天都花兩小時說服我相信自己已不久人世，一切都沒指望了，他們希望我能面對現實。我告訴他們，我不願接受。我知道他們的心意，也了解那些統計數字的涵義與預後的情況。然而，我決心將焦點放在健康絕對會出現轉機，我還可能痊癒的念頭上面……我真的相信這種強烈自律的態度能對治療帶來正面影響……醫護人員說這些作法（互補療法）並沒任何效用。他們覺得這些努力很荒謬，我應該聽天由命，回家安心準備後事。若非當時我有強烈直覺，相信自己命不該絕，再加上我的性格天生就帶點反骨，不可能就這樣乖乖認命，否則今天我也沒機會說出這故事了。

珍妮絲的放療宣告失敗後，醫生要她回家接受安寧照護，這代表從此她再也不必面對醫護人員的轟炸，而能將全副精力都放在加強另類治療上面：進行飲食改變、大腸水療，運用植物精油療法等。只經過幾年，她的癌細胞就完全消失，迄今還是活得很健康。

在掌控自己治療的過程中，有時我們所要面對的其實是來自內心的抗拒，它們往往是以自我懷疑和恐懼形式出現，大多數的完全緩解者都得面對這種心理障礙。凡妮莎・路克斯（Vanessa Lukes）就是這樣的倖存者，她來自紐西蘭，在成為氣功治療師前曾是癌症病人。氣功已經證實對身體有許多益處，它是一種溫和的修練與肢體動作，其中最有名的就是太極拳。凡妮莎描述自己在三十芳齡就發現罹患直腸癌末期的心情：

> 我開始閱讀各類資料，起初發現的全都是有關物質、身體與營養方面的資料。但我把這些放在一邊，因為我向來就很注重健康；平日熱中健身，吃各種健康食品。所以，我認為絕對還有更多訊息可發掘……往自己內心去探索，這通常是最困難的事，但卻非做不可。你不能向外求援，因為實際上根本沒有人能為你承擔（指治療）。事實上，這還挺嚇人的，因為你自己是唯一要面對此事的人，而你必須往自己心靈深處去探索，勇敢無畏地前進……每個人摸索的過程都很迂迴，但我覺得最終大家

都會找到自己的路，並能看清事物的本質。山不轉路轉，若此路不通，那就嘗試其他方法。

雖然凡妮莎在摸索自己的治療途徑時，得克服內心各種恐懼與懷疑，但她的堅忍毅力終於引導她踏上修練氣功的心靈之路，最後，她拜在氣功大師嚴新（Yuan Tze）門下修習多年。如今，她過著遠離癌症的快樂生活，並在紐西蘭各地教導癌症病人氣功課程。

對於掌控的研究

到目前為止，本章討論到的完全緩解者，都相當重視掌控治療過程的特質。現在我想提出的問題是：科學同樣重視此特質嗎？

要是從掌控健康的反面來探究，若我不提著名的C型性格研究的話，就是怠忽職守了。你可能聽過A型性格（又稱心臟病性格），這類型的人通常個性緊繃，競爭性強，容易生氣。相較之下，屬於B型性格的人就顯得悠閒輕鬆得多。這些分類是從1950年代的性格特質研究所衍生，從而啟發1980年代的觀察研究，於是出現第三類人格特質，即所謂的C型性格（又稱癌症性格）。研究人員認為，此類型的人態度過分消極，傾向於自我犧牲，總是盡量滿足他人需求（基本上跟A型性格剛好相反）。此項研究發現，C型性格跟癌症有強烈關聯，研究顯示具備 C 型性格可能會損害免疫系統。[1] 可想而知，這項研究帶來極大爭議，此後，又出現各種研究結論來佐證或反對此觀點。所以，目前我們對此仍無定論。然而，近來某些研究結果似乎都顯示：無助感——比消極或者取悅他人更強烈的情緒——才是削弱免疫系統的元兇，甚至會縮短癌症病人的壽命。[2]

如果無助感會降低抗癌成功機率，那麼反過來思考——若能全盤掌握自己的治療過程——可能產生什麼樣的影響呢？從那些努力克服萬難的抗癌者身上，我們觀察到：「掌控自己的健康」幾乎是貫穿其奮鬥過程的共同主軸，我的研究結論更確信這一點的真實性。所以，本章將以所有篇幅深入探討此主題。有些類似的研究發現，完全緩解者「願意承擔生命中所有面向的問題，包括復原；因此，醫護人員的角色通常是做為諮詢者」。[3] 另一項研究發現，當碰到掌控自己的健康這個問題時，他們都是「跟醫療體系唱反調」（bucked the system）；[4] 但是，另一項研究則發現，在身體療癒之前，他們體驗到「個人自主性增強而無助感降低」的情況。[5] 換言之，每當研究人員更深入觀察完全緩解者，就會發現他們全都掌控自己的健康，並在決策過程中扮演積極角色。

除了這些觀察研究之外，從一些前瞻性研究也可看出，掌控自己的健康可能讓癌症病人存活率更高。有一項前瞻性研究是對癌症病人進行數個月甚至數年的追蹤，此觀察性研究目的在於檢視特定時期內病人健康的變化。這類研究中的一項研究主題，是觀察團體心理治療對癌症病人產生的影響，有趣的是，研究發現凡是願意並積極採取行動來改善自身精神狀況的病人（透過定期參加治療課程、完成指定作業、接受改變建議等），都能夠活得較久。[6]

另外一項前瞻性研究是，觀察那些從癌症第四期蛻變為完全緩解的人，將他們跟同是癌症第四期卻無法存活的人做對照比較。研究發現倖存者有較高的自主性，換言之，他們對所發生的事較具掌控力，而對照組則自主性較低。[7]最後一項研究是，將屬於完全緩解者的一組人，跟在統計學上本來就能存活的人彼此對照。有趣的是，研究人員發現，完全緩解者在剛得知診斷時，表現的態度比那些原本存活機會就較高的人來得消極，但他們在治療過程中，態度卻變得積極許多。[8]因此，這些從表現消極態度逆轉為主動掌控自己健康的人，最可能成為完全緩解者。

從無助感會削弱免疫系統的研究報告，到觀察性與前瞻性的研究顯示，掌控自己的健康是完全緩解者抱持的共通態度，我們可以得到這樣的結論：對於自己的健康扮演積極角色，即使在自我療癒過程中不算最關鍵，但也是很重要的一步。

寺山心一翁（Shin Terayama）就是非常重視在治療過程中

掌控問題的完全緩解者，他在被送回家安寧照護之後，才了解到掌控自己的治療過程是如此重要。他克服逆境戰勝腎臟癌的例子，正是在向世人宣告：只要能掌控自己的健康，永遠都不嫌遲。

心一翁的故事

寺山心一翁少年時期成長於1950年代戰後的日本，他從小就遵從父母期待：努力讀書，安分守己並尊敬長輩。此時，他遇見了人生的初戀：大提琴。由於極具音樂天賦，他每天都開心地拉大提琴，直到大學畢業後因工作繁忙才被迫中斷。此後他每天工作12～15小時，且在事業生涯中一直維持這種拚命三郎態度。

接下來數十年，他的事業一帆風順，職位也不斷升遷；他娶了美嬌娘，生了兩個可愛孩子。不過因工作壓力越來越大，等到他40多歲當上管理顧問公司總裁時，工作型態已變成必須24小時待命：

> 在我46歲時，每天的標準工作流程是：清晨5點到8點以公司總裁身分向大家（發表）演說，9點到12點則拜訪一些公司；下午，我跟公司的管理幹部談事情，晚上6點到9點，我跟公司員工談話。晚上9點後我再回辦公室繼續幹到凌晨2點，埋頭準備明晨開會資料。每天都如此！

這聽起來或許很瘋狂，但對當時的日本男人而言，這種工作方式其實相當普遍；這就是成功的日本商人應有的工作態度。因此，心一翁回想當時自己過得很快樂，至少他對自己的事業與家庭備感驕傲。不過，儘管他對自己的工作頗為滿意，身體卻亮起紅燈。在46歲時他開始經常感到身體很倦怠，但醫生檢查不出任何毛病。

接下來一年半當中，他看遍各大醫院頂尖名醫，檢驗結果卻都認為一切正常。但他的健康明顯持續惡化，因為疲勞情況日益嚴重，且每月都出現血尿。某天，他去找一位新的內科醫生，由於被安排在最後一個，醫生便額外花時間為他檢查。一年半以來，這是初次有醫生確實觸摸他的身體，而非隨意瀏覽檢驗報告。醫生開始在他的胃部、胸部與背部做觸診，想找出任何潛在異狀，就這樣發現他的右腎稍微腫脹。醫生立刻將他轉診到泌尿科，經超音波檢查後證實他的右腎長了一顆很大的腫瘤。

醫生擔心可能是惡性腫瘤，督促他立刻進行手術切除。但心一翁表示當時工作壓力大，不願意請一個月病假，便將手術延後七個月，繼續日夜不休地埋頭苦幹。這樣又拖了五個月後，他的身體已惡化到終日高燒不斷，幾乎寸步難行的地步。這時候，他的妻子與醫生極力堅持應動手術，心一翁終於同意。

醫生在手術時發現他的腫瘤腫脹太嚴重，得切除整個右腎，便這麼做了。他們還從病理報告得知他得了腎細胞癌（就是腎臟癌）。在當時的日本，不告訴病人實情是常態作法，尤其是像心一翁這類重症病人。所以，當他醒來後詢問醫生自己的腫瘤是否為惡性，醫生只是模擬兩可答道：「算是介於兩者之間吧。」事實上他的醫生與妻子都知道實情：若化療和放療皆失效的話，那麼他的生命不到一年可活。

心一翁從手術恢復後，醫生告訴他必須接受一些特別的「注射治療，才能夠防止癌細胞擴散全身」。心一翁在茫然之下，未曾多加質疑便接受這些注射，而不知道它們其實是阿樂癌注射液（Cisplatin），此乃藥性極強烈的化療藥劑：

> 手術兩週後我開始做化療，就是開始注射。從星期一到星期五，連續兩週接受治療。想當然，我的頭髮全掉光，但我還是不知道這就是化療。我問醫生好幾次：「這藥物太強烈了。到底是什麼藥？」醫生卻說：「你太緊張了，別擔心啦，這東西很好。」

當強烈的「注射」治療結束後，醫生又告訴他，他還需要更多治療，而這次是某種特別的「高能量貝塔光束」治療。實際上，這就是癌症病人使用的標準放療。於是心一翁繼續住院，前後共接受30次放療，期間若副作用過於嚴重，便暫時中止治療。在化療與放療後，心一翁接受全身掃描檢查，發現體內癌細胞已經擴散至右肺與直腸，醫生警告他太太，心一翁只剩下幾個月生命。

心一翁接連化療與放療，前後住院約五個月。在此期間共有 500 位以上的朋友與同事來探訪他，表面上大家是來給他安慰與加油打氣，但實際上是來道別的——因為此時除了心一翁還被蒙在鼓裡，每個人都已知道實情。某晚，心一翁做了一個夢：

> 那是三月初的某天，我做了一個很奇怪的夢，發現自己躺在棺材裡面。我往下看，原來正在舉行葬禮！等棺材蓋上，我急忙溜回身體並大叫：「我還活著啊！」雖然這完全是個夢境，但（事後）有某些東西改變了。我的嗅覺變得異常敏銳。

從那個意象強烈的夢境醒來後，不僅喚醒心一翁強烈的求生意志，還讓他擁有超人般的靈敏嗅覺，這使得他難以忍受醫院的臭味。因為瀰漫著強烈消毒水味，加上他是住在僅用布簾區隔的六人病房——裡面雜陳的氣味不斷折磨著他靈敏的新嗅覺。做了這個棺材夢很久之後，某夜，病房裡的陳腐怪味逼得他再也無法招架，只好半夜爬上醫院頂樓露台去透氣。他裹著毛毯躺在頂樓，大口呼吸新鮮空氣，讓氣體鑽入肺部與鼻孔，就這樣躺了好幾個小時。最後，一群護士衝到屋頂找他，對著他大吼大叫，要求他別往下跳。儘管他極力澄清，但無論如何他們都不相信他並無跳樓企圖。隔天早上，醫生顯得很不高興：

> 護士向醫生報告，說我企圖從屋頂跳樓自殺。我才不想自殺呢——只是想避開那些臭味罷了……醫生一大清早就來巡房，他對我的行為非常惱怒……他說，如果我想回家的話，可以選擇這麼做，他不想為病人的行為負責。因為當時我還算小有名氣，若做出（自殺）這種事，報紙就會大肆報導。

當時心一翁並不了解偷溜到頂樓的意外反而救了他一命。因為這讓他離開醫院，開始真正的治療過程。此時他太太決定說實話，告訴他已罹患末期腎臟癌。心一翁其實並不意外，因為好幾個月以來他一直猜測自己可能罹癌。如今他面對殘酷的事實，但他寧願在家裡跟妻兒在一起，也不願待在氣味雜陳的醫院病房。所以，醫生讓他回家接受安寧照顧，並停止所有的治療。他們都認為他會在1～3個月內死亡，因為他的癌細胞已擴散到直腸與右肺。

當他終於回到家，健康情況已惡化到只能靠助行器走路的地步，且必須以靜脈注射方式餵食。不過，幸好他還能夠喝水。

> 回到家後，我無法再喝自來水，因為它有種怪味。所以，我嘗試把自來水味道變得好喝一點。某晚，我在水

桶內放置一根碳棒進行過濾，發現這種水嘗起來格外好喝！那時開始我才注意到，水是非常重要的東西，我叫我兒子去買礦泉水……我知道斷食有很大好處，而且我不怕斷食。所以我只喝水，事實上這就是在斷食，因為當時的我根本無法進食——每天只能喝水。所以我沒接受任何治療，身體卻漸漸開始好轉，這就是治療的第一步——只喝水。

心一翁說他在進行斷食，這表示他的消化系統沒有受到任何食物干擾，因為他靠靜脈注射將營養素直接輸入血管，因此體內所有消化器官：肝臟、胰臟、胃、膽囊，以及大小腸，都能在那時獲得充分休息。實際上他是在進行喝水斷食。我們在第一章曾提到，大多數哺乳動物在生病時，都會以喝水進行斷食，研究顯示連續幾天做喝水斷食，能讓消化系統將體內累積的病毒或老死細胞排出體外。[9] 尤其內臟不必再為消化三餐疲於奔命，以便順利進行排毒。因此，以他的例子來說，接受靜脈營養劑注射，實在是一種偽裝的祝福，因為這讓他能進行喝水斷食。

從醫院回家後隔日，天還沒亮他就醒過來，對於自己還能活著看到明天，內心無限感激。此刻，他對自己的病入膏肓已有覺悟，深知隨時可能撒手人寰：

當我清晨醒來，看見窗外甦醒的天光，我對自己說：「我

> 還活著！今天又是新的一天！」……我跟妻子、三個孩子住在一棟公寓的二樓，我很渴望看見日出。我家的屋頂是在八樓，所以我搭電梯上頂樓。當我看見旭日東升，感覺真的好棒啊！然後，接下來每一天我都想看見太陽。每天我都對太陽說，我還活著！當我望著太陽時，我領悟到其實我們從宇宙所接收的唯一能量來源就是太陽……這是我這輩子第一次注意到這種事情。

他在訪談過程描述自己日復一日觀看日出的情景時，聲音充滿驚喜。由於已接受自己將不久於人世，所以每天對他而言都是上天賜予的禮物。原本蟄伏於身體與心靈對於死亡的恐懼，此刻已被仍然活著的無限欣慰與感激所取代。每日清晨他坐在自家公寓頂樓，沐浴在溫暖陽光的能量中，慢慢察覺到自己的呼吸出現某些細微變化：

> 我察覺到當身體吐氣時變得較舒服。吐氣伴隨著自發性的吸氣……然後某天，我嘗試隨著吐氣發出聲音，就像這樣（他隨著吐氣發出某個單音）……在生病前，有個（瑜伽）老師告訴我：「你體內的脈輪都阻塞了，整個氣場也非常混濁。」……所以我就嘗試發聲練習，當我碰觸自己身體（某些）部位時，聲音會變得更響亮。原來這就是所謂的脈輪！透過每天早上如此反覆練習，我發現原來人體有七個主要脈輪，這只是在嘗試摸索階段而

已……所以我試著將每個脈輪彼此連結，就是從底部開始直升到（頂輪）。

換言之，心一翁將自己的天賦——音樂——配合新學到的治療方法：吐納與觀看日出，融合運用。當他每次隨吐氣發出某個單音時，發現某些聲音能讓身體某些部位產生更強烈的振動。例如，較低頻的聲音會跟胸部正中央的共鳴更強，較高音頻則跟喉輪產生更強共鳴。不知不覺間，他逐漸摸索出瑜伽理論談到的人體七個主要能量中心，即脈輪（他從此開始深入研究脈輪系統）。這些能量點始於人體脊柱末端，漸次向上達於頭頂，這是全身能量流動的重要管道。同時，此派理論認為，人體脈輪若有一個或更多被阻塞或部分阻塞，就會出現生病或身體功能失調現象。藉由吐氣與發出共鳴音頻，加上每天觀看日出，使得心一翁在淨化身體的同時，也逐漸啟動身體七個脈輪，然而當時他並不了解。

某天他在日出前醒過來，注意外頭的鳥兒已在啼叫，這激發了他的好奇心：

我心裡納悶著，「鳥兒為什麼會叫？這些鳥什麼時候開始叫的呢？」我心中浮現這個疑問。於是便開始提早10分鐘起床，後來就提早20分鐘，想窺知每天鳥兒開始叫的時間點。接著又變成提早30分鐘起床，但鳥兒已開始在枝頭高叫了。於是，最後在日出前一個小時我就醒過來，那時真是萬籟俱寂啊…… 我只想知道鳥何時開始鳴叫，結果發現確切時間點剛好是日出前的42分鐘。每天都如此！……所以，在我了解鳥兒開始啼叫的時間點後，便利用日出前這段空檔，每天進行吐納（發聲）練習。

如此反覆觀察一個月後，他發現鳥兒總在日出前 42 分鐘便開始鳴叫，且從未失誤，就算每天日出時間稍有不同也是如此。身為訓練有素的科學家，他無法單純接受鳥兒只是每天定時於日出前 42 分鐘鳴叫的事實；他非追根究柢其中原因不可。最後他想出一個觀察方法，便叫兒子到附近藥房買氧氣筒。心一翁家中養了三隻寵物鳥，到了夜間都會在鳥籠外覆布讓鳥能安靜入睡。某晚，他決定熬夜進行實驗。約莫半夜時分，他靜悄悄將一些氧氣灌進鳥籠。幾分鐘後鳥兒就開始鳴叫。又過了幾分鐘，當氧氣消散，鳥兒便安靜下來睡著了。這變化讓他很興奮，於是等到凌晨兩點半，再度往籠內釋放氧氣。不出所料，這些鳥又叫了起來，幾分鐘後便停止。最後，當清晨到來，鳥兒又在日出前 42 分鐘開始啼叫，直到太陽升起。

心一翁認為，鳥類之所以在日出前 42 分鐘開始鳴叫，是對清晨樹木釋放的氧氣做出的反應。植物只會在陽光下進行光合作用，這時植物會吸收空氣中的二氧化碳，然後釋放氧氣。樹木在夜間並不行光合作用，不過一旦在清晨開始接觸光線，樹葉便開始釋放氧氣，那個時間點大約就是日出前42分鐘。目前科學家仍不確定鳥類白天啼叫頻率為何高於其他時間，[10] 但心一翁猜測，因為那時樹木剛開始進行光合作用，而啼叫能使鳥兒吸收更多新鮮氧氣。這項小型的科學實驗讓他相信：日出前這段時間的空氣對健康特別有益，發現這點對他非常重要，因為癌細胞已轉移到他的右肺。

除了每天讓他的癌細胞接受新鮮空氣外，他還付出另一樣東西：愛。當他領悟到過去自己因為打拚事業而大肆虐待身體後，便下定決心要這麼做：

當我被送回家等死，就開始思索自己為何會得到癌症，我發現，這一切根本是自作自受。我為了拚命工作而捨棄睡眠，因此才會癌症上身。我覺悟了！所以，我認為癌症就是我的孩子。只要我將愛傳送給這個孩子，身體的疼痛就會減輕，睡眠也變得更安穩。隔天早上醒來，我發現自己的內心與腦袋都好清明，根本不需要再吃止痛藥了……於是我就此停藥，每當我感到疼痛，便對自己身體說：「喔！非常感謝你告訴我你受傷了，我愛你，我的孩子。」我碰觸這裡（他指著腎臟），然後對我的癌細胞說：「我愛你，我愛你，我愛你。」然後疼痛感就減輕了！所以我總是不斷將愛傳送給它們，從清晨直到深夜……無條件的愛，那就是無條件的愛。我（對它）說：「非常感謝你的出現。」

心一翁決定將無條件的愛傳送給被視為「生病的孩子」的癌症，這種舉動相當罕見。大多數癌症病人只想「殺死」自己的癌細胞，認為它們是來者不善的入侵者，需徹底摧毀。但心一翁剛好相反，他認為癌症是自己一手造成的結果，是因為他過去拚命工作，長期不顧惜身體（還有情緒與心靈）所導致。所以，正如我們會去照顧生病、被漠視的孩子，他也是帶著一種慈愛、近乎歉意的心態來對待自己這個癌症孩子，每天不斷在內心將愛傳送給它。我對他說，我訪談過的完全緩解者，大多會擔心若把愛傳送給癌細胞，可能反而讓它們成長更迅速。但心一翁認為情況剛好相反，因為當癌細胞獲得愛，它們會「療癒」，而且恢復成原本的健康細胞：

常規醫療源於盎格魯撒克遜民族的狩獵部落習性……綜觀醫療史，醫生們努力找出各種細菌與病毒，並嘗試以各種方法消滅它們，想發明出各種藥物殺死它們，藥物就如同武器……（西醫）試圖消滅癌細胞。有一次我碰見當初發現（自然殺手細胞）的那位男士，便對他說：「你稱它是『自然殺手細胞』，但我認為應該是『自然療癒細胞』才對。」常規醫療企圖消滅，它總是不斷在消滅、消滅、消滅。我並不消滅我的癌症。我愛它。我學到最重要的一件事是，癌症就是我的身體。它不是敵人；它永遠都屬於我的身體。

心一翁就這樣過了幾個月；為每一個新的早晨感恩，飲用乾淨的礦泉水，每天早晨在日出前醒來跟鳥兒一起呼吸、唱歌，每一天將愛傳送給他的細胞。他每一天奉行這種儀式，約兩個月後，在觀看日出時突然出現意料之外的事。從他的海底輪開始湧現一股驚人的能量，沿著他的脊椎慢慢上升到頭部。以瑜伽來說，這就是所謂的「拙火覺醒」體驗，亦即原本盤踞在海底輪那股沉睡的能量，突然間覺醒並釋放。心一翁以前從未聽過這類事情，經過這個令人難忘的殊勝經驗後，他開始閱讀有關資料：

經過（兩個月吐納練習）之後，我有了（一次）拙火覺醒的經驗。從沒有人告訴過我可能發生這種事。我無法阻擋這股能量……經歷拙火從我的海底輪上升之後，我能極輕易看見人體外圍氣場……我感覺自己的身體輕飄飄的，彷彿空無一物……尤其是我的腦袋……經過拙火體驗後，我能看見的光波振頻幅度擴展……如今我的夜間視力大幅提升。完全不需要光線！

就瑜伽理論而言，所謂的氣場是一種環繞著人體的彩色光譜能量場，此乃人體的電磁場特性（即人的心臟是電磁性的，每次心跳都能夠發出電脈衝）。這種氣場，或所謂的能量場，肉眼無法看見，就像我們無法看見微波爐裡的能量波。然而，有些人發展出特異能力，能以肉眼看見環繞人體的氣場，通常必須透過密集禪修或瑜伽修練才能獲得這樣的成果。雖然心一翁並不認為在清晨觀看日出的儀式屬於一種禪修，但實際上那就是一種修練。他的心靈平靜，完全專注於呼吸，並於吐氣時發出聲音，讓全身的脈輪獲得淨化。如此練習兩個月後，身體的拙火（靈蛇）會從海底輪覺醒並出現靈視能力，也就不足為奇了。

心一翁每天觀看日出之後，也享受跟妻子與三個孩子共度的美好時光，他的孩子當時分別是 10 歲、14 歲與 17 歲。他的健康持續好轉，不久便能開始走路並正常飲食。他很喜歡這種不必每天工作 18 小時的生活，從年少時代起他就已遠離這樣悠閒的歲月。他很擔心，若身體持續好轉，是否最後還是得回去過那種焚膏繼晷的工作。因此在與妻子長談後，他決定由妻子繼續工作（她很享受教授生涯），並大幅降低日常生活開銷，好讓他專心養病。這個決定讓他如釋重負，有更多空間進行有助治療的活動。其中包括重拾他的舊愛——又開始拉大提琴：

> 25 年前我被迫停止拉琴，然後……以前老師的一位學生邀我到他家享受演奏樂趣。我出院 4 個月後，開始到他

家拉琴。當我聽到大提琴的聲音——啊！那樂音真是優美，我的情緒就會徹底轉變——尤其是我的脈輪特別容易因琴聲而開啟。因此我決定再度每天練琴。所以大提琴就是我的良藥，而且完全沒有副作用！（大笑）

心一翁為健康所做的另一件事是：造訪位於日本山區的另類醫療中心。他每個月在那裡停留一星期，山區不僅空氣好，且都食用有機食物，還可以享受天然溫泉浴。由於日本地理位置屬古火山帶，全國遍布溫泉，日本文化相信泡溫泉對健康非常有益。整體來說，研究顯示泡天然溫泉對身體有益無害，尤其對風濕病、慢性疼痛，或皮膚有問題的人特別有效。[11] 關於溫泉可能對人體有益的原因有兩種理論，第一種認為溫泉水含有豐富的鐵與鈣等礦物質，第二點是溫泉水有助於讓體溫漸升，從而出現類似發燒狀態，能讓身體「燃燒」細菌與病毒。心一翁描述他待在另類醫療中心的情形：

（當我生病時）最有效的治療方法就是去泡溫泉。這能使體溫上升，並讓身體進行排毒。這真的很棒……身體總是在製造毒素，因為它不停地運作。由於不停運作，便會產生毒素……（排毒）最重要的事，就是皮膚表面，要讓毛細孔張開。這不僅要透過流汗……身體還要整個放鬆才行，如此毛細孔才會完全張開。這是非常、非常重要的……透過呼吸（深深吐氣），便能夠讓我們放鬆。

在位於山區的醫療中心進行身心放鬆之旅後，他回到家繼續療癒活動，包括每星期在家做一次灌腸，也盡量吃得更健康，大部分食物為全穀類、鮮魚，還有很多水果與蔬菜。然而，他刻意不對飲食太過「吹毛求疵」。例如，許多癌症病人都奉行一種嚴格的長壽飲食法，此法實際源於日本，要求戒絕的食物之一是咖啡，心一翁停頓片刻說道：

> 你聽說過長壽飲食法嗎？我也嘗試過。長壽（飲食）法對食物特性確實頗有了解。但西方國家大多數人，包括日本人，使用的卻是微型（microbiotic），而非長壽飲食法（大笑）。因為他們只著眼細微末節——哪些東西不能碰啦，不吃鹽也不能喝咖啡。我喜歡咖啡。因為我知道咖啡是（一種）很棒的東西，它能讓大腦靈活⋯⋯最重要的是，人們應該去感受食物（的特性）。

換言之，心一翁堅持只吃讓身體感覺良好的整體性健康食物，反對只固執地吃或不吃某類食物。他刻意不吃任何維他命補充品和藥草，因為直覺告訴他，自己應當從天然有機食物中獲取所有養分。另外，他在吃這些天然有機食物時，會特別細嚼慢嚥，內心對這些食物充滿感激。

隨著時間過去，他的醫生很訝異發現他竟然還活著，決定對他進行觀察。他們希望能每個月為他做電腦斷層掃描，心一翁直覺認為電腦斷層掃描的輻射對健康有害，於是只同意每三個月做一次血液檢驗、每半年接受一次電腦斷層掃描。隨著時間過去，他的血液檢驗與電腦斷層掃描顯示，他的健康正逐步穩定恢復，這讓醫生非常驚訝。可是，自他從醫院回家接受安寧照護三年後，掃描結果顯示體內仍有癌細胞殘留。

此時，心一翁奇蹟式存活的故事已傳開，他到處受邀談論或寫下自己的療癒方法。雖然他體內仍有癌細胞，大家對於他原本只有三個月可活但三年後竟依然健在，仍感到不可思議。想要請他演講的機構之一是位於蘇格蘭的芬霍恩基金會（Findhorn Foundation），這是個靈修團體，也是提倡靈修與意識提升的教育中心，該機構主持人邀請他到那裡的靈修中心住一個月。雖然他太太並不希望他離家太久，但直覺告訴他應該前往。所以他收拾行囊，帶著大提琴，啟程前往遠方的陌生國度，跟一群從未謀面的人共住一個月。他一到達那裡立刻受到小社區成員熱烈歡迎，猶如他是失散多年的親人。來自完全陌生的人如此強烈的愛，令他萬分感動，他也很感激大家對他的擁抱——這是日本文化中罕見的動作：

> 當我到達芬霍恩（生態村），大家都不停地擁抱我！每當他們見到我都會說：「嗨，心一翁！」不但給我早上擁抱、下午擁抱、晚間擁抱，甚至還有晚安擁抱！真令人不敢相信。從早到晚都有陌生人傳達這麼強烈的、無條件的愛……在日本文化裡只會用語言溝通，卻不會擁抱

（別人）。但擁抱真的非常重要。因為擁抱是以（人體）氣場來溝通……所以，我們是透過彼此氣場（auric layer，我們在每個瞬間情緒與思想向外輻散的振動波，譯註）間的能量交換進行溝通。

心一翁解釋擁抱為何使人們的能量彼此交換，因為雙方的氣場在擁抱的瞬間互相融合。我訪談過的許多另類治療者也都同意此觀點。雖然他過去三年不斷向自己的癌細胞傳達愛，但本身卻未從外界得到太多愛的能量，而且日本人向來拙於以肢體表達情感。因此對他來說，能從蘇格蘭的陌生人身上得到這麼多擁抱和無條件的愛，真是獲得嶄新能量與支持泉源的絕妙方法。

他在芬霍恩待了一個月之後返回東京，剛巧碰上每半年一次的電腦斷層掃描。結果令他大吃一驚，掃描後發現他體內已偵測不到癌細胞。雖然這可能是過去半年內癌細胞逐步萎縮的結果，但他認為在芬霍恩生活的那段時間是導致他完全康復的關鍵。當被問到那個月中間發生了什麼事，讓整個治療能得到臨門一腳的力量，他毫不遲疑回答：「愛。」

從 1988 年以後，他的生活中就一直充滿愛，並且遠離癌症。從他被送回家安寧照顧迄今，已超過 25 年。他非但沒有死，還逐漸掌控自己的健康，並致力於協助其他癌友學習身心靈的療癒之方，閒暇就拉大提琴以自娛，並享受含飴弄孫之樂。

行動步驟

心一翁的故事是掌控治療過程的極佳案例，或許這對他而言並不算太難，畢竟當時醫生們都束手無策，他已到安寧照顧的地步。但許多癌症病人的處境大不相同，經常被四面八方的矛盾建議疲勞轟炸，讓他們既困惑又難以掌控自己的治療過程。腫瘤科醫師會告訴他們，化療之前要多吃冰淇淋跟牛排，好讓體重增加；但營養師可能會說，千萬別碰乳製品與肉類，因為這些東西會使體內發炎。針灸師會建議他們多吃藥草，但醫生可能對任何營養補充品都持反對態度。治療師會要求他們回溯過往，但能量治療師可能要求他們放下過去。

若是你自己或所愛的人置身這般處境，那麼唯一的解決之道是成為自己的決策者。對每個協助的人提出問題，包括你的醫生、治療師、營養師等，請他們解釋提出建議背後的理由。盡量發問，別擔心。蒐集相關的書籍和文章，以獲得更充分資訊，請記住，這世上沒有任何事情是永遠不變的。雖然你可能永遠趕不上你的醫生、營養師或針灸師的專業知識與訓練，但你至少應該了解他們對你的身體做了哪些事。如此，無論選擇何種治療方式，你都能夠充分掌握。

此外，無論你是要預防癌症，或目前正在治療中，都可以做下列幾件簡單的事，以確認健康掌握在自己手中：

- 找一個不介意你提問或提出自己看法的開業醫師。理想上，你會希望找到一個能夠尊重你在治療過程採取積極角色的醫生。一旦找到這樣的醫生，擴大你的搜尋範圍，將你需要的其他醫療人員納入其中，如針灸師、物理治療師、心理學家、營養學家、能量醫療者，以及按摩治療師。

- 學習蒐集研究的方法。隨時接受充分資訊是保持健康最好的方式，所以每星期至少從你喜歡和信任的資訊來源，選一篇與健康相關的文章來閱讀。此外，開始熟悉美國國家圖書館醫學類搜尋引擎，又叫做 PubMed，這在 Pubmed.gov 可以找到。這是幾乎囊括所有同儕審查醫學文章的線上資料庫，你會希望至少能讀懂這些文章的摘要，這樣在有需要時就可跟你的醫生討論。
- 拿出一張紙，寫下這三項標題：身體層面、心理／情緒層面、靈性層面。然後花十分鐘或更多時間，仔細分析並寫下自己在生命這三個領域中任何需改進之處。務必以反省與誠實態度面對自己。然後把那些能帶給你最多健康與快樂的項目圈出來，先從這些地方著手。
- 找一個可信賴的夥伴。當你開始透過改變來掌控自己健康時，必然會遭遇某些來自外界或內心的批判。為了讓自己更能抵擋這些批評，找一個不會要求你為自己想做的改變負責的人，並答應對方你也會為他或她做同樣的事。

我希望這些建議能讓你約略了解該如何開始掌控你的健康，如果你想這麼做的話。雖然心一翁的療癒故事告訴我們，參與自己的治療過程永遠不嫌遲，但我誠懇希望各位別等到安寧照護階段才開始採取積極行動。更重要的是，希望各位永遠別再臣服於「病人」角色——別充當受苦者，也別扮演消極順從者——而應該對自己的生命、健康與快樂，採取積極參與的角色。

Chapter 3

依循你的直覺

當我們做重大決定時，應該往潛意識與
內心深處去探求答案。
——佛洛伊德

人類在許多方面已跟自己的直覺失聯。人類過往依賴狩獵與採集維生，因此，我們可察覺到暴風雨即將來襲，或附近有灰熊徘徊。當時人類的嗅覺比今日高度發展，因而能精準引導我們找到安全食物，遠離有毒的東西。當我們生病時，便會聽從身體的引導，藉由數日停止進食，讓高燒的體溫自行消滅病菌。但如今情況已迴然不同。我們依賴天氣頻道預知氣候狀況，從超市買各種食物來吃，服用醫生開給我們的各類藥物。

可是，如此仰賴外在的資訊來源會產生兩個嚴重問題。首先，資訊來源可能有誤。例如，1950 年代的廣告顯示，穿白袍的醫生向人們保證香菸有益健康，而充滿反式脂肪的乳瑪琳（人造奶油）也被認為是更健康的選擇。這些例子告訴我們，別人不見得了解什麼對我們的健康最好。第二點，直覺很像乘法表：如果不經常使用就會忘記。順此兩點推論，研究人員認為，我們的嗅覺在過去數百年已經逐漸退化，因為它不再是人類生存必備要件。如今雜貨店與餐廳裡充滿各式各樣安全食物，[1] 然而因為人類沒有保持優異的嗅覺，於是對環境中新的毒物失去偵測能力，諸如無法偵測出在食物、空氣，還有水中各種致癌化學物。

有某些直覺，即著名的第六感或本能，似乎源於人類心靈深邃之處。許多人認為，我們早已喪失此古老能力。例如，文獻記載我們老祖先曾遵循夢境的直覺引導，在古老瑜伽文獻中，也有許多關於靜坐能幫助人類提升洞察力的記載。雖然有些出乎我意料，但大規模訪談與研究後，我發現「依循直覺」竟是帶來完全緩解的九項共同因素之一。我還記得，訪談到第五十幾位受訪者時，我心想：「怎麼又出現了！」如今更深入研究直覺後，我已不會對此現象感到驚訝，反而因為此種「失落的感官經驗」能再度獲得人們重視而興奮不已，因為直覺能引導我們遠離危險，讓身體邁向復原之路。

在本章中，首先要探討我所訪談對象提到直覺的三項特質，接著再閱讀一位女士的故事，因為她藉由直覺的引導，最後治癒自己的胰臟癌。最後，我會列出簡單的行動步驟，讓各位能夠立刻開始實踐，重新發掘自己與生俱來的直覺第六感。

身體了解療癒的需求

我研究的受訪者認為，身體有一種與生俱來的直覺能力，知道自己需要什麼才能療癒，以及讓人知道當初所以生病的原因。因此，許多完全緩解者認為，在做任何治療計畫之前，先探詢直覺很重要。有趣的是，這種想法跟西方醫療的信念完全矛盾，後者通常會將病人意見排除在醫療計畫外，一切都交由專業醫生來決定我們的身體出了什麼毛病，以及該用何種治療。

我研究過的一位另類治療者深信，身體本能地了解它需要什麼才能得到療癒，這位醫療者叫做「瑪雅」・凱倫・索倫森（Maya Karen Sorensen），是來自夏威夷的身心傳訊（BodyTalk）

老師。身體對話是一種能量醫療，運用能量肌動學（energy kinesiology）以及肌肉監測原理，找出體內病灶根源與問題肇因，以及最快速解決之道。馬雅就是以此方式直接與病人的身體直覺合作。她如此描述自己的治療過程：

> 身體對話是一種加速治療（speed healing），因為身體希望能回復完整，也明白該以何種方式重獲完整，但有時必須跟人類本源的知識重新連結之後，才可能辦到。身體其實能很快復原；但因我們的信念系統的緣故，讓我們以為療癒身體需花費很長的時間。能量醫療的方式有點類似信念系統的捷徑，因為它協助偵測出案主心靈深處那種與生俱來的身體智慧。

同理，我研究的另一位治療者也認為，人體原本就知道恢復健康之道。德瑞克・歐尼爾（Derek O'Neill）本身是癌症完全緩解者，後來也成為靈療者，如今他鼓勵他的癌症病人跟自己的直覺產生連結：

> 如果你能讓心靈沉澱，就會知道該怎麼做才能讓身體恢復健康。這是所有生物天生具備的系統……所以，癌症只是個信差。我認為，癌症並非無藥可救，它想傳達的訊息是：你的身體有某些部分已偏離正軌，朝向負面發展。去找出那個問題的根源，你就會看到自己的身體機制開始去修正那個系統。

一旦癌症病人察覺到生活已偏離平衡軌道，德瑞克鼓勵他們，將處理這些生命失衡的問題納入整體治療計畫的一部分。

通往直覺的各種方式

依循直覺的第二項特性是，通往直覺並無所謂「正確」道路。對某些人而言，他們的直覺源自心靈深處的啟悟；對其他人來說，直覺大多從身體感覺當中呈現，如腸胃一陣絞痛所給予的警告；有些人認為直覺會在他們的夢境、靜坐和所寫的日記（筆記）中，向他們傳達訊息，或透過某種偶然的「巧合」，如在最巧的時間碰到一位朋友，捎來他們最需要的訊息。這些都是與直覺連結的極佳方式，你對直覺越加熟悉，獲得的訊息也越清晰。

婉達・伊斯特・博契（Wanda Easter Burch）這位完全緩解者，便是以夢境來察覺直覺帶給她的訊息，最後治癒了乳癌。婉達在 42 歲時做了一些清晰夢，警示她會罹患乳癌。雖然乳房 X 光檢查結果沒問題，超音波的結果也模擬兩可，可是她堅持進行穿刺切片（needle biopsy），果然證實她的夢境為真：她確實是乳癌末期。

診斷過後，婉達開始更深入研究夢的解析，融合靜坐、繪畫與寫詩，配合傳統的手術治療和化療。她如此描述自己運用夢境解析的直覺：

在進行乳房根治切除術與積極化療的之前與之後，夢境中的影像均帶有個人色彩和啟示。做夢——以及對於夢境影像的個別性探索（selective mining of dream imagery）——賦予身心靈更多力量。夢境解析（dream work）鼓勵你跟內在的醫生對話——這是一種持續對我們說話的雙向交流訊息中心，它對我們了解最深刻，能夠提供醫院或醫生力不能及的治療管道。夢境中沒有任何人為的界限，夢境中所呈現的各種創造與療癒性影像，也都天馬行空百無禁忌。[2]

婉達利用夢境告訴自己在化療期間該吃什麼食物，該以何種方式釋放情緒，該用哪種常規治療。迄今她已度過 23 年遠離癌症的日子。

南希也是一位運用夢境了解直覺訊息的完全緩解者。她在 2006 年 5 月 1 日，即將邁入 65 歲大關前，得知切片檢查結果是乳癌。由於腫瘤已大到無法切除，醫生建議她將整個乳房切除，接著進行放療，並服用降雌激素諾瓦得士錠（tamoxifen）。但南希的直覺告訴她，應該先嘗試另類療法，所以她婉拒手術與所有常規治療的建議。傾聽內心的直覺，尤其是夢境的訊息，成為她的治療關鍵：

在 5 月 5 日那天（她得知診斷後 4 天）我做了兩個夢……在第二個夢裡，我的女婿正在尋找清潔劑，想清除舊餐桌布上某個暗紅汙漬。我告訴他清潔劑擺在哪裡，但他遍尋不著，我努力搜尋後，發現它就擺在餐桌上，於是我直接將清潔劑噴在汙漬上，看著它逐漸溶解。我相信這是直覺在告訴我：我可以不依靠手術而治好癌症，但是得花相當多時間與努力來達成，解答就藏在我這副嚴重耗損、使用過度又備受愛惜的身體當中。[3]

於是南希綜合運用飲食、運動、藥草、情緒、靈性與能量治療等方法，在被診斷罹癌 16 個月後，醫生終於宣布她已完全康復。迄今她依然沒有癌症，也深自慶幸當初聽從了直覺的聲音。

每個人需要做的改變不同

依循直覺的第三項特質是，在治療癌症過程中，每個人需要做的改變都不同，因此聽從直覺的聲音是獲得療癒的關鍵要素。例如，有個癌症倖存者的直覺告訴她，必須先辭去厭惡的工作才能把病治好；另一個人的直覺則透露她必須搬到氣候不同的地區才可能痊癒；也有人的直覺顯示：她必須恢復運動習慣。我研究過的另類醫療者也同意我們應信任自己獨特直覺的訊息。他們不斷告訴我，每個人都要做出不同的改變，讓身體系統恢復平衡。對某些人來說，這可能意味改變飲食，而其他人則可能需要在婚姻上有所改變。

這個觀點跟目前西方的醫療信念有所抵觸，後者致力於找出疾病肇因以及對治方法。以細菌感染為例，治療目標很實際：先找出造成身體感染的細菌群，然後找出單一的抗生素來消滅這種細菌。然而像癌症這種錯綜複雜的疾病，已知其肇因為多重性（毒素、病毒、細菌、基因突變、粒線體損害等等），因此想找出單一治療方法可能有點不切實際。在此情況下，某種特定的改變（例如全面改變飲食）對有些癌症病人來說幫助很大，但對其他病人全然無效，是很合理的現象。

此時就是直覺最有用的時候：特別是當你想了解如何改變自己的身心靈以療癒疾病。潔瑪・邦德（Gemma Bond）是一位完全緩解者，她在2011年時被診斷出卵巢癌。她同意接受卵巢切除手術，所以醫生將她的子宮與卵巢全部切除，由於聽從了強烈的直覺，她拒絕接受化療，並開始尋找另類治療方式，像是靜脈維他命C點滴治療、超氧療法。她閱讀各種跟癌症另類療法相關的書籍：

> 我讀到一本書，作者也是癌症倖存者，他建議每個病人都應靜下心來詢問癌細胞會在體內出現的原因，然後問，該怎麼做它們才願意離開。於是我就照他的話做了。我安靜坐著，默默問我的癌細胞：為什麼你們會出現？我向來都過著健康生活——規律運動、吃有機食物，四個孩子所吃的都是我自認健康營養的食物……但

> 答案卻是如雷貫耳：因為妳從未真正享受人生！妳的人生充滿各式各樣非做不可的事，但妳的生命樂趣何在？我確實很注重身體健康，卻忽略情緒層面的健康需求。因此，這將成為治療過程中亟需面對的重大課題：學習把關注焦點放在情緒而非身體層面的健康——因為我的健康就是因此而搞砸的。

幸而有此直覺洞察力，潔瑪開始處理自己的情緒健康問題，找到更多生命中的樂趣，以及跟內在的靈性產生更深刻的連結。診斷後短短半年，她的腫瘤標記就已下降到正常範圍內，到目前為止她依然過著遠離癌症的生活。

在倫敦海爾醫院（Hale Clinic）執業的能量治療師丹妮・吉莉塔（Danira Galeta）為癌症病人上第一堂療癒課時，就刻意設計能協助他們找到通往直覺的方法，了解身心會以何獨特的方式失去平衡：

> 我教導（我的病人）要真正開啟潛意識中那個開關，也就是信念（的力量）。量子療癒稱此為「心靈醫生」。整個關鍵就像燈的開關，我只是教導他們如何開啟⋯⋯身體其實跟我們站在同一陣線，它（的反應）實際上是在對你發出警訊：「注意，身體有些狀況不對勁了。」但大多數人都充耳不聞，將訊息推開，心想，喔，反正它自己會消失。所以，我們必須傾聽身體的聲音⋯⋯癌症是一趟

學習之旅，你會因此對自己生命有更深刻的體會。因為它強迫我們去檢視自己的生活方式。

丹妮認為，只要願意透過直覺傾聽，了解需要做哪些改變，療癒就會自然發生。

關於直覺的研究

特別針對直覺所做的研究並不多，但間接與直覺相關的研究有不少重大發現。首先，人類有兩種截然不同的「運作系統」。[4] 系統一的運作特點是迅速、出於本能，且往往在潛意識層面進行，這是受到右腦以及從史前時代起便存在的人類某些腦部區塊所控制，被稱為邊緣腦或爬蟲腦。第二種系統運作較緩慢，更具分析性，已經有意識的運作方式；它受人類左腦以及史前時代之後才發展出的較新穎的區塊所控制，又稱為「新皮質層」。研究人員發現直覺屬於系統一，所以出現得非常迅速，經常不按牌理出牌。換言之，直覺的決定並非經過深思熟慮的結果，完全是出自本能、不假思索的選擇。

第二，科學家發現人體胃腸中存在億萬個神經細胞元——就是腦內的那種細胞——這就是為什麼人們經常會說自己對某件事有一種「直覺」（gut feeling，心理反射）。這是因為擁有神經元的腸胃，實際上就像腦部同樣能夠思考與感覺。[5] 更有趣的是，他們還發現人體腸道中的「第二個腦」，能夠獨立於腦部運作，這表示人體的腸胃可以在無需大腦傳達指令情況下，自行決定停止消化食物，並且以猛然、直覺的身體反應，向你傳達警訊。到目前為止，腸胃是人體唯一具有獨立運作能力的器官。

這些訊息都讓我們得到一個科學性的解釋，了解人們為何經常在做決定時，寧可選擇聽從自己的直覺。人們還會感受到焦慮或者是壓力導致的腸絞痛，也與直覺有關，這是身體在發出訊息：「停止這種行為，這樣會對你的健康有害。」所以，你的腸子有表達功能，它在警告你遠離壓力或令人焦慮的情境，就像它會告訴你，那棟房子就是應該屬於你。

但為什麼我們應相信直覺呢？理由之一是，研究人員發現，人體的系統一經常早在系統二之前就知道正確答案。例如在某項研究中，研究人員要求受試者玩撲克牌，目的是贏越多越好。但研究對象不知道的是這個遊戲一開始就被操縱。他們共有兩堆牌可挑選；一堆牌設定成玩家會先大贏然後大輸的模式，另一堆牌則設定成受試者會一直小贏，幾乎不會輸錢。在大約抽到第 50 張牌之後，受試者才說他們直覺認為較安全的牌是哪一副，大約抽到第 80 張牌左右，他們才真正看出兩副牌之間的差異。最令人感興趣的是，每當受試者從危險的那副牌中抽取時，才抽到第 10 張左右，手心就不自覺開始輕微冒汗，大約就在此刻，他們已不知不覺中開始對較安全那副牌產生好感。[6] 換言之，早在他們的分析腦能解釋實際狀況前，受試者身體的直覺已明白哪裡有危險，於是自然而然引導其選擇安全途徑。

有一個類似的研究檢視人們的預測能力：猜測到底是在簾幕 1 或簾幕 2 的後面有圖案（因為是在電腦上進行，實際上並沒有簾幕）。就像撲克牌的研究一樣，研究人員測量受試者微妙的生理反應。引人注目的是，受試者的身體能夠在電腦決定要使用哪個簾幕前的 2～3 秒前，就預測到正確的簾幕。[7] 這些受試者不見得都是聽從輕微冒汗的掌心告訴他們的訊息，但是那個稍微冒汗的手掌總是正確的；事實上，它們甚至有能力預測未來（在那 2～3 秒間）。有些賭徒想要擁有精準猜牌的能力，這項研究建議他們應強化自己的直覺能力到相當程度，以便能察覺手心冒汗的時機。

最後，還有另外一組研究讓我們相信為什麼應該信任自己的直覺。這些研究發現，當要做出人生重大抉擇時，如該買哪棟房子、該跟誰結婚等，信任直覺比起運用邏輯、理智的腦袋來做決定，更能帶給你美好的結果。另一項研究中，車子的買主有許多時間充分了解各種車子的資訊，結果發現他們對所購買車子的滿意度只有 25%。但是那些買車時憑直覺快速決定的人，對所購買產品的滿意度高達 60%。[8] 在三種類似的實驗中，一組受試者有充分時間思考一個複雜的問題，另外一組則受到干擾，並被要求快速做決定。整體而言，那些憑直覺快速做決定的人，所做的決定是最好的。[9] 換言之，這些研究顯示，當碰到複雜的人生抉擇時，最好是信任你的直覺，而在解決較簡單的問題時，運用速度較慢、邏輯分析的腦袋為佳。

在我研究癌症倖存者完全緩解的過程中，對於直覺這個字眼一再出現感到驚訝，但前述的這些研究告訴我根本無需驚訝，因為我們的直覺往往在我們的理智還沒搞清楚狀況前，就已知道什麼是對我們最好的。因為遠古人類需要隨時注意生活中隱藏的危險，如躲在樹叢後的老虎，因此發展出特定的腦部區塊，直覺的運作即衍生於此區塊。這部分的腦已經高度發展，能夠察覺眼前的危險，以及何處為安全地帶。然而，由於大多數現代人居住在相對安全的地方，所以腦的這部分區塊不常受到驅動，即使被驅動，我們也不太熟悉，所以常會忽略它的訊息。可是，我們依然擁有此能力，我所研究的完全緩解者已學會如何駕馭這種力量。

在現代社會中如果談到依循自己的直覺，別人可能會認為你「不太正常」。發生在蘇珊・柯勒（Susan Koehler）身上的情況便是如此。蘇珊被診斷出胰臟癌第四期，當時她內心直覺的聲音源源不絕，大家都認為聽從這些訊息簡直是瘋狂。當你讀完她的故事，希望你思考人生中突然湧現直覺的時刻。你是否曾經歷因胃部感到痙攣而撥電話給某人，結果發現這真是最恰巧的時機？是否曾體驗靈感突然降臨，或透過一場美麗夢境，因而知道該如何決定人生未來？大家從蘇珊的故事中就會了解，直覺展現的吉光片羽絕不應該受到忽視，它要告訴我們的，往往包含很重要的——甚至是救命的——訊息。

蘇珊的故事

蘇珊 54 歲時開始偶爾出現咳嗽情況，但她當時並未受寒或感冒。剛開始情況很輕微，接著咳嗽開始頻繁起來，幾個月後，她終於不堪其擾而去看醫生：

> 情況發生前，我向來都很信任西醫或是對抗療法（allopathic medicine）。若身體出狀況，我總是去找醫生將毛病治好。所以在 2007 年 3 月，我因持續咳嗽未見好轉便去看醫生。起初他們開了各種咳嗽抑制劑給我，約六週後我回診時，發現自己右胸部位，就是肋骨下方感覺有點不舒服。雖然醫生開給我抗生素，但咳嗽一直未見改善。

由於抗生素與咳嗽抑制劑都沒效，醫生又做了胸部 X 光檢驗、電腦斷層掃描，然後決定需要一位肺病專家向她解釋掃描結果。等到蘇珊去見肺病專家時，咳嗽情況已持續近一年，對她的生活已造成嚴重干擾。不過，在她去看專家前，醫生為讓她有些心理準備，告知她的肺部有可能是以下三種情況之一：可能是組織胞漿菌病（histoplasmosis，一種黴菌感染），或者是類肉瘤病（sarcoidosis）——肺部出現良性肉芽狀腫瘤，或最壞的狀況，她的醫生委婉暗示，可能是肺癌。蘇珊從不抽菸，也未曾暴露在懸浮於空氣中的化學物質裡（至少就她所知），所以她罹患肺癌的機率應該微乎其微。醫生研判應屬第一種狀況，也就是黴菌感染。

於是，蘇珊在2007年8月懷著忐忑的心情去見肺病專家。再度經歷各種檢查後，這位專家——以及兩位放射科專家，而後者已再度確認其斷層掃描結果——一起告知她沉重的消息。按照專業判斷，他們相信在她胸部的肉芽腫瘤其實是從原發於身體其他部位的癌細胞轉移所致（distant tumor，遠距轉移）。在還未能確切掌握這些訊息的意義前，她就被安排接受更多檢查，以找出體內原發癌的位置。她先後做了結腸鏡與內視鏡檢查，結果都顯示正常。然後又做腹部超音波檢查，也一切正常。最後，她的婦科醫生說服她向醫院要求做全身正子斷層掃描，這樣她體內的癌症熱點便立刻「無所遁形」。其他醫生也同意這是她接下來最應該進行的步驟，所以她先喝下具放射性（氟化去氧）的葡萄糖（追蹤劑），然後平躺在掃描台接受30分鐘的PET掃描檢查。

醫生表情嚴肅地向她報告檢查結果，檢視過她全身器官的癌熱點分布之後，很不幸是出現在其胰臟與肺臟。他們告訴蘇珊，她得了末期胰臟癌，且癌細胞已擴散到肺部，即使接受所有建議的治療，大概也只有一、二年可活。當醫生解釋她需要立刻接受手術、化療與放療時，她整個腦袋轟然作響，完全無法集中精神。而就在此瞬間，她身上發生出乎意料的事：

> 我在聽醫生說話時，人就坐在檢查台上，而且我——你準備好聽這些沒有？當時我腦袋浮現某個細小聲音。（大笑）我從未聽過此聲音。但我聽見它說，別用這種治療方式，現在還不是時候。醫生告訴我，診斷結果非常嚴重，我必須完全依照他的指示才能改善健康，否則我的預後會很淒慘。當時我面帶微笑，因為一位瑜伽老師曾告訴我，若妳面帶微笑的話，即使50呎外的危險都無所遁形。那抹微笑激怒了那個醫生，他變得更囉嗦且專斷。就在那時我了悟到，這才是危險所在——危險就隱藏在那個診斷，就在那個診間裡。我沒有對他說自己不打算接受他的建議，只是下了檢查台，離開診間。

蘇珊的醫生們極力反對她拒絕其醫療建議的態度，他們警告若她不肯聽從醫生的建議，是「犯了嚴重錯誤」。可是，蘇珊一聽見內心的聲音，便決定遵循直覺的引導。當她回家後，便立刻打電話給老闆，告訴對方自己擔任的教育管理職務，工作時間必須刪減到每週只有週二和週四兩天。本能告訴她，每週至少需要三天時間全神貫注於她的新「工作」：找到療癒自己的方法。不過說來奇怪，診斷過後那幾天，蘇珊並不怎麼害怕：

> 當我得知病情時，強烈感覺到我的功課尚未完成……所以我得找到恢復健康的方法，因為這一生還有該做的任務還沒有完成。

蘇珊便以此強烈求生意志做為治療基礎，接著直覺又告訴她該做什麼：找出多年前自己寫的舊札記。雖然父親跟她都不是癮君子，但她父親在七年前卻死於肺癌，她的祖父（是一位癮君子），也同樣死於肺癌。蘇珊的父親當初得知診斷時，她就在猜測父親疾病的肇因，在探索過程中，她發現一本書《點燃療癒之火》（*Why People Don't Heal and How They Can*），作者是卡洛琳・麥絲（Caroline Myss）博士，蘇珊對此書內容感到有所共鳴，後來便直接向作者求教，參加她舉辦的許多工作坊與演講。

蘇珊第一次參加工作坊時，麥絲邀請一位名叫藍契・艾勒塔（Lench Archuleta）的美國原住民薩滿帶領大家做開場練習，對於他所教導關於身心療癒的內容，蘇珊留下深刻的印象。當蘇珊父親過世後，她便在2004年時決定參加藍契在亞利桑那州帶領的七日靈修。她維持長期以來的習慣，在靈修期間依然每天都寫札記，如今這份檔案便是她當時所寫的內容：

> 我在那裡（藍契的靈修營）所寫的札記記載，藍契曾告訴我，我的「能量正從我的胸部流失」，他知道我父親死於肺癌，而我將來會肩負（治療）這種「不——舒服」（dis-ease）的責任，我能夠治癒家族未來七代的人。因為，

> 根據美洲原住民傳統，如果你能療癒某種病，那麼你就能夠治好在你之前與之後的七個世代。我當時雖記下這些，卻完全沒把它當真。即使在我開始出現咳嗽情況，還是沒想起這警語。但當醫生告訴我癌細胞已轉移到肺部，我內心開始出現某種警訊。

蘇珊從札記內容切入，感覺到這當中或許有某種更大的力量正在運行，這股力量不僅能治好她的病，或許也能拯救她的整個家族。接下來她去找當地的全人醫療醫生（holistic doctor），他以治療癌症病人聞名。然而，醫生說蘇珊必須接受一連串耗費心力的檢查，並且要嚴格遵照治療計畫，絕不允許任何改變。此時蘇珊的直覺又發現這條路行不通，於是她婉拒了。此後，她未再求助其他人；而是自行到圖書館搜尋各種資料，把自己的直覺當成生命唯一的導師：

> 我嘗試研究手邊能找到的所有資料，以及與另類治療相關的各種研究，包括飲食或淨化療法，或類似的各種療法……一旦我將自認有需要的資料收集齊全後，第一件要做的就是調整自己體內的酸鹼值，因為我體內酸度太高……我使用酸鹼值試紙驗尿液，最後是測試尿液與唾液，讓自己體質趨於鹼性，我從飲食中剔除一些食物，並且加進其他食物，直到身體恢復穩定（體內酸鹼值平衡）為止。

蘇珊跟本書的許多倖存者一樣，都是透過改變飲食而踏上療癒過程。鹼性的飲食重點是吃鹼性食物（相對於酸性食物），以降低身體內部的發炎狀態。一般而言，所有水果與蔬菜若是生食，或只稍微蒸過，就能增加身體的鹼性，但是肉類、蛋白質、碳水化合物、糖、乳製品、所有油炸食物，都會增加體內的酸性。蘇珊在研究摸索中，嘗試以鹼性食物為飲食，這也使她讀到愛德加・凱西（Edgar Cayce）所寫與此主題相關的著作。雖然她向來認為自己吃得很健康，但在研究過鹼性飲食後，她把飲食中的糖類幾乎全排除掉：

> 我開始嘗試淨化與改變體質，體重減輕約20磅。我承認當時氣色看來有點黯沉，家人擔心我的作法可能不妥當，但丈夫則是極力支持，他不斷說：「只要妳自認為是在做對的事，我就能接受。」我認為整件事其實就是讓我的身體自行恢復平衡。我減輕體重，繼續鹼性飲食，然後體重又逐漸恢復。如今，我的體重跟原來幾乎一樣。

換言之，雖然蘇珊在改變飲食後曾經歷情緒與氣色不佳的時期，但她的直覺告訴自己是在做對身體有益的事，她應該堅持下去。最後，排毒過程結束，透過這種嶄新的、富含蔬菜的飲食，她開始充分吸收，這時她的體重逐漸上升，又恢復紅潤氣色。這段時期，她的直覺也要她別服用任何維他命或藥草補充品，因為她認為若能直接從食物吸收營養成分，身體會運作得更好。

接著蘇珊把心力放在運動上面，因為她直覺地認為運動有強化心肺呼吸的功能，這對她的肺癌細胞轉移非常重要：

> 我開始每天散步——目的不在運動，因為我向來就是愛運動的人，而是（因為）我覺得，我真的需要與大自然能量連結，並且呼吸新鮮空氣，而不是在健身房鍛鍊體能。所以我開始每天散步，剛開始30分鐘，然後增加到每天早上約散步一小時，冬天也不例外——我可是住在（寒冷的）紐約上州。

蘇珊透過新的飲食與每日晨間散步，開始感到活力較充沛，雖然她的咳嗽仍未消失，不過，因體能稍微加強，讓她確信自己作法正確。但她周遭的親友不見得持贊同態度。儘管她的丈夫與三名成年子女都支持她捨棄常規治療的決定，但許多朋友對她如此大膽的決定卻深感不以為然：

> 我周遭有些人非常排斥我，因為我選擇捨棄西醫的方法。他們因為不想見到我而搬家，因為他們不想看見我死——這是他們的說法。我真的不希望身邊的人是帶著那種能量。他們在「等著看」我死，而我不想……我想盡可能接近（能量）振頻最正面的人。

因此，蘇珊只讓自己接近支持她的選擇的人。這段期間，她還嘗試去感受生命中更多的樂趣，方法之一就是抱持「昨日不可追，明日不可求」的態度。她試著讓自己完全專注於當下，包括待在社區圖書館，連續幾小時埋首研究資料。結果這些研究引導她超越肉體侷限，進入一個對她而言雖陌生卻極具吸引力的領域，那就是能量醫療、針灸穴道（位）的世界，以及能量阻塞的觀念：

> 結果，因為想要了解經絡系統，還有它跟人體的氣場與脈輪之間的關係，我便去學習中醫……我以前從未接觸過這些領域！我真的跑去參加五天的訓練營，去跟唐娜・愛登（Donna Eden）學習，開始應用唐娜用以尋找人體穴道好讓能量流通的諸多技巧……我的理解是，當體內能量阻塞，我們從正子斷層掃描的紀錄中就可看出這些（能量阻塞點）——因為它們就是熱點——但西方對抗醫療無法說明阻塞的能量是什麼。所以他們的描述就變成「一顆腫瘤」、「一團組織」這類說法，因為他們找不到描述人體能量阻塞或凝結的說法。因此，我的目標並不著重在找出阻塞的原因，而是更想了解如何讓能量重新流動。

認為癌症腫瘤只是能量阻塞結果的觀念，讓蘇珊能以一種嶄新、較不恐懼的方式來思考醫生的診斷。她開始運用能量醫學與肌動學（kinesiology）的技巧——像是唐娜與萊特

（Machaelle Small Wright）的方法——學習如何找出自己體內能量流動的途徑，去感受能量阻塞之處。這使得蘇珊對自己的健康產生強烈的掌控感。她開始每天找出自己的能量穴道，接著進行能釋放能量的運動，這些運動的目的是要讓她的能量重新開啟與流動。訪談蘇珊期間，我問她是否知道為何自己的能量會阻塞在胰臟，她的回答是：

> 我真的認為是因為能量被阻塞了……我對脾臟與胰臟的了解是，它們不只是代謝食物，同時也會代謝情緒。由於我成長在極嚴謹的德國長老教會家庭，所以知道他們不太接受個人表達情緒，我們臉上都不帶笑容，幾乎都「板著臉」……如果三焦穴總是察覺到外在威脅，持續高度警戒，實際上會弱化脾臟的穴道。我真的相信這些訊息對我的治療非常重要，也在幫助向自己的身體保證，從持續安定三焦穴的角度來看，我是安全的。我可以告訴你，如今的我跟三年前相較，早已今非昔比。

蘇珊對於經絡系統的深入了解，讓我們知道她深深浸淫於傳統中醫的博大精深，而她對傳統中醫的獨特觀點，深受能量治療師唐娜的影響。許多人認為針灸只是在身體（因為是用針）與能量層面（因為針是用來刺激能量）的一種治療。然而正如蘇珊在其研究中發現，傳統中醫還提供錯綜複雜的理論，告訴我們情緒如何與身體互動。例如：唐娜認為的能量通道或傳統中醫所謂的經絡或三焦穴，是以處理跟安全感與保護感有關的情緒而廣為人知。在蘇珊的治療過程中，開啟體內被阻塞的能量，一部分代表要培養強大的情緒安全感與卸下防衛。

疏通蘇珊情緒的另一個部分，則是跟她的工作與事業有關。在她因咳嗽而病倒前，有一份很棒的工作，主要是贊助幼童教育計畫。身為此新方案的主管，因為肯定它對社會的正面貢獻，她不僅幹勁十足，且很享受有時必須出差的需求。然而，這項計畫——就是她的工作——最後結束了，當時直覺告訴她，應該繼續尋找新的工作。然而，由於經濟上的考量，她接受了公司安排的其他職務，是獨自在家工作處理資料庫：

> 如今回顧，當合約（新計畫）終止時，實際上是我該離開另覓新職的時候。但我並未聽從內心的呼喚……（新職務）是在自家辦公室工作，基本上就是處理一大堆資料而沒有跟他人接觸，但我本身是個社交型的人，所以這工作簡直讓我窒息。實際上，我七月分才接手新工作，八月就診斷出罹癌。所以，整個情況根本讓我措手不及。我覺得這有點像是某種警訊，就像是在告訴我：「好吧，我們想告訴妳，妳應該離職去做其他的工作，但妳就是不聽。」

蘇珊得知診斷後，先將工時縮減成兼職，隨著治療越深入，她對打通身體阻塞能量的重要性更徹底了解後，終於發現應完全辭去工作。於是在2008年3月終於做出決定。毅然辭去工作給了她勇氣，決心將生命中帶來壓力的各種事情清除乾淨。例如，這輩子大部分時間她都在照顧別人，像是她的孩子、丈夫，以及年邁父母，或是朋友。事實上，從小接受的家教讓她深信，照顧他人是自己生命中最重要的事。但如今她明白，人生首要之務是治癒自己的癌症，於是她決定先卸下照顧他人的責任，終於將虧欠已久的「我的」時間還給自己。

這時她專注於排除任何阻礙生命能量流動或對她無益的事物。她去見一位整脊師，幫助她釋放堵塞在脊椎中的能量，還去學習一種能量醫療技巧，叫做手指療法（Matrix Energetics，又稱本體能量療法），是運用量子物理學原理、輕柔的身體接觸，以及療癒意念，找出身體被阻塞的穴道，將受阻的能量釋放出來。蘇珊如此描述這種手法細緻的技巧：

> 對於手指療法最基本方式的描述就是，在量子物理中，有些東西是以粒子或波的形式顯現……只要你掌握（波的）兩端，波就會化為粒子。這樣帶來的作用是，它能消除對立性，讓波動回復平衡狀態。……因此，你在（手指療法）過程中回溯（你的身體），找出波的兩端（以解決特定的問題）。

換言之，蘇珊認為世上所有事物，包括我們的身體，都是由振動的能量波所構成。從科學角度來看，這是正確的觀點。

即使是遠比細胞、細菌、病毒還低階的生物形式，都是由在原子層面不斷振動的億萬個原子所構成。[10] 不過，問題是運用手指療法這類能量治療，包括運用輕柔碰觸，還有意念，是否真的效果強大到足以改變人體粒子的波動，並在細胞中產生劇烈變化，目前研究人員並沒有科學儀器能夠檢測這項假設，許多資深的能量治療者則確信這是可能的。

因此，我問蘇珊是否相信能量療法真能讓身體產生變化。她認為，人體內部與外部都存在一個振動的能量場，稱之為能量體或是乙太體（etheric body）。而能量在不同的醫療體系中名稱各不相同，像是 chi、qi，或者 prana。我們的身體也被認為是由能量組成，但其振動頻率則低得多，所以感覺起來更具體堅實（正如 H_2O 能夠以蒸氣、水、冰的形式存在）。更具體地說，她認為一旦能量進入身體，就會使用能量中心（脈輪），以及通道（經絡），使能量在身體內循環，維持身體健康運作。蘇珊與大多數能量治療者認為，思想與情緒主要存在於我們的能量體當中。然而，因為能量體也能穿透人體，他們認為執念與情緒最終會阻塞身體，導致疾病。蘇珊解釋道：

> 我認為乙太體，也就是能量體，是以思想與情緒為基礎組成我們的身體，而其不是流動就是阻塞。若情緒與思想是正向流動的，以能量應有的方式不斷流動，身體就會保持非常平衡狀態。一旦想法或情緒的振頻變低，那

> 麼能量就容易擠塞，或是能量場阻塞……若我們不盡快釋放這些情緒或阻塞的能量，去改變它們，那麼宇宙或是上帝，或所謂的創造者，隨你怎麼稱呼都好——唯一能喚醒你的方式，就是改變這些模式，讓能量阻塞越來越逼近身體……有時甚至「進入」體內。於是便引發我所謂的「不——舒服」（dis-ease）。這仍然是因為能量阻塞，需要被打通。

換言之，蘇珊不但相信心靈與身體都是由同樣的物質——能量——所構成，還認為某些情緒模式可能導致身體的能量阻塞，因此造成疾病叢生。她抱持的理論跟西醫截然不同，後者認為疾病純粹是生理層面的問題。西醫認為，由於細菌和病毒各種生物入侵人體，於是引發問題導致疾病。所以他們採取的解決方式是透過實質性的干預來消滅這些入侵者，像是手術或服用藥物。相反的，蘇珊認為不舒服只是能量阻塞的表現，往往由於固執的思維模式或各種低頻的情緒而導致能量阻塞，累積一段時間後，阻塞的能量轉變成身體實質的阻塞或疾病。我問蘇珊是否認為她的癌症肇因於這種重複性思考模式。她回答：

> 我認為癌症——或是我體內的能量阻塞，以某種團塊或是腫瘤形式呈現，而我的醫生稱之為「癌症」的那個東西——主要是由我所描述的那些行為模式所引起。由

> 於持續的累積而無法釋放，就這樣一再重複，此聚積點可能在身體任何一處。所以，如果是腎臟癌，就可能是過度恐懼所引發；若是肺癌，就可能是某種無法排遣的悲傷所導致。我認為它們的根源很可能是固著的思維模式，於是它們被埋藏在細胞的記憶中。

蘇珊的回應是以她對中醫研究的理論為基礎，中醫認為人體每個器官都有相對應的需負責處理的情緒（例如，腎臟處理恐懼、肺臟處理悲傷）。癌症病人極力對抗的固執思維就是內心對死亡的恐懼。因此，當我問蘇珊在治療過程中是否會恐懼死亡，她回答：

> 我認為肉體的死亡只是表象。我相信，我們本質的死亡——我們的靈魂，如果你這麼稱呼它的話——是不會發生的，它會一直繼續下去。並沒有真正死亡這回事。唯一的死亡只是肉體消失，或是這副軀殼的死亡，就是我們擁有的這個軀體。

蘇珊的想法跟大多數宗教類似，認為靈魂是人類最重要的特質，身體只是靈魂暫時棲居之所。然而蘇珊也認為，如果我們沒有好好照顧身體，它（身體）的死亡就會較正常情況提早很多。她繼續說到當聽見自己的內在聲音說「別用這種方法，現在時機不對」，大幅減輕她對死亡的恐懼，因為她突然覺得有更大的力量在照顧她。我在訪談時問她認為內心的聲音可能來自於誰。她略為思索後，回答：

> 我真希望自己能說（我聽到的聲音）是來自某種指導靈、高靈，或自我更高的力量，但我認為它們的本源都相同……我相信我們都是披著肉體外衣的神聖生命（divine beings），我們要扮演的角色是以人類功能運作，我們既需要神聖的能量，也需要人類的能量——或來自地球之母的能量——維持身心平衡。但由於人類有自由意志，除了能讓他們保持身心平衡的東西以外，他們還會做其他各種選擇——包括人、情緒、食物，所有這些東西。

有趣的是，蘇珊對於靈性與神聖能量的各種信念，是在治療過程中為療癒自己而深入研究所發展出來的，在此之前她很少關心這個主題。幸虧她對於該如何照顧自己身體做了詳盡研究，經過六個月對生命的各個領域仔細治療後，她的咳嗽終於停止。這比任何事都能讓她相信，自己的治療方向是正確的。幾個月後，肋骨疼痛感也消失了。

隨著身體漸入佳境，她發現自己並不想回頭看常規醫療的醫生。畢竟，當初她直覺地選擇另類療法，如今他們無論如何都無法再說服她停止目前的治療方式。因此，她決定利用症狀消失——事實上一年過後她仍然活著——當成已治好癌症的證明。

自從她得知罹患轉移性胰臟癌，如今已超過五年，儘管她一直沒再去看西醫，因此無法以西醫的掃描檢驗確認癌症是否已消失，如今她的症狀已不存在，她的存活期也遠超過當初醫生認為拖不過一年的可怕預測。更重要的是，她感到前所未有的健康與快樂：

> 我感覺很棒。我熱愛生命——愛這所有這一切！我就像是老派的病人，會說「癌症改變了我的生命」這種話……我知道這場疾病對我的意義正是如此：它讓我的生命轉變……這場病對我而言只是某種機會，讓我能夠停下腳步，以更寬廣、更不同的眼光來省思生命，並且說：「好吧，接下來呢？」……我的看法是，我們生命中發生的任何一件事都是對的。每件事都是一種選擇，有時候我們會做出選擇，讓自己走上漫長又迂迴的道路，有時候我們能踏上那條狹窄的坦途。

無論這條道路是迂迴或平坦，蘇珊選擇跟隨自己的直覺，嘗試另類療法確實帶領她回到健康之地。如今，身為運動倡導者的她，透過鼓勵大眾依循自己的直覺，教導他們找到身體能量阻塞點來協助包括癌症病人在內的人，找到自己獨特的治療方法：

> 我一直在教導一些免費的能量課程，目的在於提供一些

> 資訊，讓大家了解治療方面還有其他另類的選擇，你還可以為自己做許多事。我教導我的案主，死亡只是可能性之一……所以，我讓他們觀想一個景象：旭日初昇時地平線那端萬丈光芒的情景。人生的可能性正如那數不清的光芒。你可以選擇自己喜歡的那種，然後去實踐它。

或許大家已猜測到，當案主不確定該如何選擇時，蘇珊就會建議他們聽從自己的直覺。

雖然僅僅依賴直覺不可能治好蘇珊，但引導她嘗試不同的治療方法，她認為這是自己治癒癌症的關鍵。但在整個治療過程中，那個內在直覺的聲音一直引導著她。

行動步驟

如果你想跟自己的直覺連結，或強化自己與直覺現存的連結，以下是一些可供嘗試的簡單建議：

- 每天排定一個時間，刻意讓自己放下任何心智活動。在這段時間內，不看電視，也不閱讀任何報章雜誌；聽點輕音樂，試著讓你的心思漫遊，放掉所有煩惱或工作。
- 一旦你處在放鬆狀態，思緒已經沉澱下來，選擇一種技巧，幫助自己跟爬蟲腦的區域連結，因為此區域與你的直覺相關。以下是一些常用技巧，雖然你可能有自己獨特的連結直覺的方式：

- **引導式觀想**。引導式觀想光碟，目的都是幫助你了解生命中的特定事件，像健康方面的事。從 iTunes 下載一些資料，或從附近的圖書館借一些光碟（我最喜歡的包括：Belleruth Naparstek & Martin Rossman）。
- **靜坐**。許多人在靜坐期間的直覺洞察力最強烈。你可以先播放引導式靜坐的光碟，然後讓自己漸漸沉澱，融入靜默的靜坐。
- **札記**。有些人運用仔細挑選過的札記提示，成功跟自己腦部與直覺有關的區塊連結。這些提示包括：「如果有件事情能讓我生命中一切都變得更加美好，會是什麼事？」或：「這個問題的根源是什麼？」
- **做夢**。如果你想透過夢境跟直覺產生連結，首先，在睡前先進入放鬆狀態，然後在紙上寫下一個重要的問題，將它放在床邊。在睡前把問題讀出來，然後要求你的直覺自我在夢境中給你解答。當你隔天早上醒來，立刻將還能記得的夢境記下來，過程中不要做任何分析。等你完全寫下來後，就可以開始分析它們，以了解直覺的啟悟。

身為異卵雙生雙胞胎，我很熟悉直覺這個概念，在我的雙胞胎姊姊打電話來的前幾秒，我往往會沒來由剛好想起她，雖然我們兩人相距千里之遙，有好幾次我正確感應到她在生氣。這種直覺感應不僅限於雙胞胎之間。我知道有很多好朋友、母女、祖父母與孫兒之間，因為彼此的心靈緊密相繫，使他們直覺感應到對方在做什麼。本章讓我們了解，我們與自己的身體也能產生這種直覺性的關係，傾聽直覺的聲音能引導我們做出身體所要求的改變以恢復健康。

因此，當我為癌症病人諮商時，會要求他們回家，進入放鬆狀態，然後詢問心靈最深處的直覺自我以下這兩個問題：「是什麼造成我的疾病？」以及：「我的身心靈需要做哪些事才能讓我再恢復健康？」我聽到的答案真是五花八門，常令我驚訝不已。有些人說，直覺告訴他們，由於家中花園使用農藥導致其罹癌，有些人則說，是他們死去的母親造成的。有些人的直覺透露，他們必須搬離發霉的房子，才能對治療過程有幫助。有些人聽見直覺聲音說，她們必須原諒自己的前夫。無論聽見什麼回答，我鼓勵他們不要忽略那些浮現的聲音，即使乍聽之下似乎沒啥道理可言。畢竟，我們從本章已了解到，在個人的邏輯理智能解釋事情的緣由之前，往往直覺早已知道答案。

Chapter 4

藥草及補充品

治療的藝術來自於大自然，而非源於醫生。

——帕拉塞爾蘇斯（Paracelsus），十六世紀醫生化療與營養和藥草補充品之間最大的不同是，化療的主要目的是殺死癌細胞，而大部分補充品的目的則在於強化免疫系統以排除體內癌細胞。這兩種治療方法源自對癌症截然不同的認知信念。現今常規醫療傾向於將癌症視為不懷好意的入侵者，身體無法抵禦此勁敵。因此，如化療和放療這類外在干預就被視為必要手段。相反的，我訪談過的許多另類治療者都認為，只要病人的身心靈系統處於最和諧的狀態，身體就能夠自行抵禦癌症。因此，傳統醫療的腫瘤專家採取的典型手段就是殺死癌細胞；另類治療的典型作法則是盡量強化病人的身心靈系統，治療者使用的方法之一是，建議病人服用草本藥方與補充品以提升其免疫系統，目的是透過營造極健康的體內環境，讓癌細胞無立足之地。

在本章中，我們將檢視完全緩解者服用補充品的兩個主要理由，以及使用時需謹記的兩個重要事項。討論過藥草與補充品的研究後，我們將探索一個完全緩解者的療癒故事，她使用補充品逆轉自己的非霍奇金氏淋巴瘤（non-Hodgkin's lymphoma）。在本章結尾，我會列出完全緩解者最常服用的補充品類型供各位參考，如果你希望的話，可以開始跟醫生或營養師討論。

強化免疫系統

到目前為止，完全緩解者與另類治療者建議服用維他命與營養補充品最常見的理由是：強化自身的免疫系統，使它更有力量鎖定癌細胞，並將其排出體外。這種作法的潛在信念，也是我研究的大多數案主所分享的看法，「若要消除癌症，得先改變其發展環境。」換言之，他們相信癌症只能在特定環境生長與存活，像是能量僵滯阻塞的環境、缺乏氧氣與養分、充滿細菌與病毒的環境等。因此，若能改變身體潛在條件，讓它們變得更健康，癌細胞自然就會凋萎。

我用充滿黴菌的地下室做比喻。想像你走進黴菌遍布的地下室，就像外科醫生有時剖開病人胸膛，發現癌細胞已蔓延全身。清除黴菌方法之一是對整個地下室進行消毒，這樣當然能殺死黴菌。這很類似化療與放療，兩者都能直接殺死癌細胞，屬於強烈干預性治療。我們繼續使用此類比，想像消毒水產生效用，如今地下室已沒任何黴菌——或你體內已無任何癌細胞殘留。醫生說，現在唯一盼望的就是癌症不會再復發。

在此情況下的問題是，只要黴菌滋生的條件——諸如黑暗與潮濕——依然存在，那麼癌症必然會復發。然而，如果你把紫外線燈放入地下室，不斷使用風扇與除濕機，黴菌就失去滋長的空間。這就是所謂的改變能使其發展的環境。大家已注意到本書談到的九項要素，其實都是在追求此目標。唯一的條件是這些改變必須持續下去，否則只要關掉電扇、除濕機和紫外線燈，一旦回復適合生長的條件，黴菌又會滋生。因此，大多數完全緩解者的生活方式都徹底改變，就是希望藉此預防癌症復發。

日本有位藥草專家，就是透過大幅提升其癌症病人的免疫系統來消滅癌細胞發展的各種條件，他的作法是，將溫熱的藥草直接放在病人皮膚上，一次只維持30分鐘。首先，他以碳與艾草製成圓錐狀灸粒（又稱灸法），將這些灸粒沿病人脊椎兩側排列。排定位置後，就以打火機點燃灸粒，讓木炭熱灸藥草與皮膚，藉此吸收更多熱能：

> （透過翻譯）灸粒是由木炭與艾草混合而成。（藥草師）使用木炭可維持頗長時間——所以才會用木炭……而這瓶（翻譯拿起一瓶液態維他命補充品）含有維他命B17。他先在皮膚滴一些維他命，再放艾草……他說這（整個藥草治療）能讓免疫系統更強壯，製造新的細胞。

艾草，或稱艾蒿，是中醫常見藥草，能夠刺激血液與氣的循環能力（生命力能量），在熱灸之下透過皮膚得到最佳吸收，傳統作法是把它燒熱，然後貼近皮膚。可是，這位日本藥草專家添加液態維他命B17加強傳統灸法的療效。我們的祖先希望透過吃小米、高粱以及特定食物來獲得B17，此種維他命又稱苦杏仁苷（laetrile），是提升免疫力極有效的營養品。

「布蘭登」是胃癌倖存者，他的作法類似日本藥草專家，也是運用藥草與補充品來強化自己的免疫系統。他48歲被診斷出末期胃癌後，拒絕所有常規醫療；他自認「大限已到」，但不希望承受化療與手術的痛苦副作用。醫生表示若他拒絕治療，恐怕無法撐到年底。然而，他看過太多罹癌的朋友在治療過程中承受可怕副作用，結果仍難逃一死，因此態度堅決。他開始閱讀與另類治療相關的資料，最後決定服用各種維他命與藥草補充品：

> 我覺得威廉・唐納・凱利（William Donald Kelly）醫生的研究很有道理，他把癌症當成是出現在錯誤位置的某種胎盤（placenta sack）。基本上，他的療法是告訴身體——在化學層面上——進行某種墮胎。所以，我開始遵照凱利醫生的作法，開始服用 IP-6（肌醇六磷酸，一種維他命補充品）……因為 IP-6 是一種訊息分子，它需要承載訊息，而訊息是由微量元素所組成。因此我增加微量元素補充品。但身體還是把分子視為自由基，所以我增加維他命 C，讓自由基能從血管穿透細胞壁。還有蘆薈汁與維他命 E，協助細胞複製與復原。再加上美國西部氣候很乾燥（他從東岸搬到美國西部），消除血蛭與寄生蟲重複感染危險，使我的免疫系統在未過度負荷情況下，恢復原本功能。我還使用一些抗寄生蟲藥草，感謝老天，效果相當不錯。

布蘭登發現這種複雜的營養補充品組合正符合其強化免疫系統的需求，因而鎖定胃部的癌細胞，並將其排除。六年後（還在增加），他已治好癌症，並繼續沿用整套營養補充品計畫。

淨化體內毒素

完全緩解者選擇服用維他命與藥草補充品的第二個理由是能夠淨化體內毒素，像是農藥、化學藥劑、重金屬、細菌、病毒、寄生蟲。雖然這個世界的衛生條件已臻相當水準，但科技發展導致的汙染也使化學農藥、重金屬與抗藥性（antibiotic-resistant）細菌充斥環境，取代以往簡單的病菌與細菌。許多治療者與倖存者都認為，這些複雜的化學物質遍布於環境中，對身體傳遞各種混淆的訊息，輕則造成身體失調，重則引發疾病。

日本的西原克成（Katsunari Nishihara）博士就認為癌症病人需要去除體內殘留的細菌與病毒的毒素。西原博士的理論是，並沒有所謂的自體免疫疾病。他認為像風濕、紅斑性狼瘡，甚至癌症等，都是已滲入健康細胞的細菌與病毒造成的。因此，表面上看來是身體錯誤地攻擊自己（即自體免疫疾病），或者細胞「發瘋」似地突然毫無節制複製（癌症）。在西原博士看來，這些現象都代表細胞已經被細菌或病毒入侵。根據他的看法，身體有時會辨識這種入侵，因此試圖攻擊受感染的細胞，即是自體免疫疾病所呈現的自體攻擊情況。然而，有時候細菌和病毒很擅長隱藏在細胞內（戴著化學面具），因此能夠躲過免疫系統的攻擊。我們知道這就是人類免疫缺陷病毒發生的情況，西原博士認為同樣的情況也發生在癌症上。

西原博士的理論自有其道理，因為科學家已發現幽門螺旋桿菌會導致胃癌，人類乳突病毒則是引發子宮癌。因此，認為其他細菌和病毒可能導致不同類型癌症的看法，不算過於偏頗；事實上，許多科學家在這方面已經與西原博士的看法一致。[1]不過，我認為最有趣的是，他運用此理論為癌症病人進行治療的方式。

他認為，核心體溫較低——通常是以肛溫計測量，是因為壓力和缺乏運動所致——（例如，整天坐在電腦前）細胞的粒線體會受損而削弱細胞抵抗力。這時的細菌與病毒能夠長驅直入侵害細胞，將其轉化為癌細胞。更具體而言，西原博士認為，以癌症為例，原本應侷限在消化道內的細菌（腸內菌），游移到腸壁外，並傷害身體其他部位那些粒線體受損的細胞。

依此理論結果反推：他先為每個癌症病人的細胞感染狀況調製特定抗生素或抗病毒藥。接著，盡可能保持消化道處於無菌或無病毒狀態，再開立另一種包含雙歧因子的益生菌補充品，這是促進腸內健康菌叢生長的物質。他對此補充品描述如下：

> （我建議）病人在每餐後服用含雙歧因子的益生菌。它有益腸內菌生長。若我們服用這類益生菌，腸道內部就會非常健康……雙歧因子是雙歧桿菌的培養基。經過不斷培養（之後），且經過煮沸消毒各種細菌後，幾乎所有適

合雙歧桿菌生長的核心酵素、維他命、礦物質都生長得很健康——雙歧因子……綠藻——你知道這東西嗎？綠色食品。它們也與雙歧因子十分相似。

西原博士為病人開這些重要的益生菌補充品後，透過修復病人細胞的粒線體來預防癌症復發。為達成此目標，他建議病人只吃熱食，喝溫熱的飲料，練習深呼吸、減輕壓力、規律運動，每天有充足睡眠與日照，以提高核心體溫。西原博士也建議他的病人盡量透過鼻孔呼吸，因為他認為鼻孔比嘴巴更能夠預防病菌進入體內。西原博士所採取的這種多元治療方法，包括以雙歧因子益生菌幫助病人身體排毒，已幫助許多癌症病人獲得完全緩解。

光靠補充品可能不夠

雖然我的研究對象都很肯定補充品有恢復身體平衡與健康的作用，但他們也很快察覺到不應將營養補充品看成萬靈丹。不幸的是，一般美國人對於照顧身體健康態度非常消極。許多人以為對自己身體可以為所欲為，每當身體不舒服時便吞藥丸解決。例如，當他們血壓飆高時，首先就想到吃藥，而非減輕壓力或增加睡眠。當他們慢性背痛時，就馬上吃止痛藥，而非減少每天坐著的時間，並增加每週的運動量。

同理，癌症的對治之道並非只服用補充品。補充品當然有其重要性，可以補充現代飲食較缺乏的重要營養素與礦物質，並幫助身體排除現代環境中汙染的化學毒物。可是，這些都不是單一解決之道。

克里斯・沃克（Chris Wark）是對此有深刻感受的自然療法鼓吹者與完全緩解者，才 26 歲的他便驚聞自己罹患大腸癌第三期，於是立刻接受手術治療。雖然成功割除腸內巨大腫瘤，但因癌細胞已擴散至淋巴結，醫生仍堅持要他接受化療。克里斯非常沮喪，他拒絕接受化療，認為應先嘗試更多自然療法。醫生認為這麼做簡直是「瘋了」！

可是，克里斯仍堅持己見，他按照第一章提到的作法，全面改變自己的飲食；然後，積極尋求專業意見，了解該服用哪些營養補充品，因緣際會下找到在田納西州曼菲斯的健康與研究中心（Integrative Wellness and Research Center）擔任臨床營養師的約翰・史莫瑟（John Smothers）。約翰是第一個告訴克里斯以改變飲食與生活型態來取代化療是正確作法的人，這使得約翰立刻成為他的盟友。克里斯描述自己如何使用補充品：

> 除了力行抗癌飲食之外，我的營養師建議了許多營養醫學等級的藥草補充品，以改善癌症病人常見的問題：肝臟解毒、念珠菌／真菌增生、寄生蟲、抑制免疫功能，以及營養不良等問題。然而，全面改變飲食與生活型態是治療的基礎，營養補充品是「附加的」。正確的補充

品能額外提供治療身體所需的支持，但如果你在飲食與生活型態方面不願意做必要的改變，補充品效果就極有限。換言之，如果你繼續吃加工食品、喝啤酒、抽菸，且持續疏於運動，就不太可能從補充品中獲益。光服用補充品而不配合飲食與生活型態的全面改變，效果無異於杯水車薪。

克里斯在得知罹癌不到一年，就不藥而癒，且從 2004 年起便維持至今。他的醫生在當時，乃至今日仍困惑不解，但克里斯卻很清楚，他相信自己在飲食、生活型態方面所做的重大改變，以及服用補充品，是自己獲得療癒的關鍵。

只靠飲食可能不夠

雖然補充品本身可能無法帶來完全緩解，我所訪談的許多人都認為，補充品是他們在治療過程中一直在尋找的失落環節。例如，許多人起初先進行全面改變飲食，但癌症並未完全消失，或後來再次復發。直到在飲食中增加某類補充品後——因人而異——身體才因獲得足夠營養素與礦物質而完全排除癌細胞。

安・馮法（Ann Fonfa）的情況就是如此。她 44 歲時被診斷出乳癌，並接受腫瘤切除術，當時她對化學藥品過敏，所以拒絕化療與放療。很不幸的，在手術後幾個月，她的癌症復發，接下來幾年，她的病情猶如雲霄飛車，在手術、短暫緩解、復發、再次手術中往復循環。她後來又接受兩次乳房腫瘤切除術，一次左乳房根除術，最後也做了右乳房根除術，由於天生體質對化學藥物嚴重過敏，所以她絕不能進行化療與放療。安覺得自己別無選擇，只能尋求其他治療可能性。她開始探究互補療法，這場探索之旅使她在飲食、運動計畫、壓力管理方面都做出重大改變。安獲知罹癌五年後，仍存活至今，雖然她的腫瘤依舊頑強生長。這時她在紐約市碰到一位中國藥草專家王喬治醫生：

> （王醫師）建議我開始服用他的藥草，並停掉所有我認為讓我保持活力，並使腫瘤生長遲緩的營養補充品——速度甚至比正常細胞還慢。最後的折衷方案是：服用他的藥草，再加上我的補充品。第一次喝完他的湯藥後，我全身布滿蕁麻疹。但當蕁麻疹消退後，情況變得明朗：我對化學藥物嚴重過敏情形——也是我拒絕化療與放療的原因——已經大幅減輕……我的情況改善許多。我繼續服用中藥，再加上其他生活型態的改變，腫瘤再也沒有復發過。

換言之，安的其他另類療法——改變飲食、運動、壓力管理、維他命補充品——已幫助她這五年來一直讓癌症受控制，但直到她服用中藥後，才終於使免疫系統發揮功效，將癌症完全根除。安治癒癌症已超過 14 年，如今她致力於非營利組織安妮蘋果籽計畫（Annie Appleseed Project）的工作，該組織提供癌症病人有關互補療法的免費資訊。

藥草與補充品背後的科學根據

理想上，我們單純從飲食中就能夠得到免疫系統需要的所有維生素與礦物質。遺憾的是，因為現今實施的企業農場制度，這一點已不可能像百年前那樣做到。現在的水果與蔬菜一開始就缺乏重要的微量元素，是因為農藥與現代農耕方法將土壤內的礦物質剝奪殆盡。為了彌補缺點，農夫以人工方式在土壤添加礦物質，然而他們刻意在土壤中只添加三大重要元素：氮、磷以及鉀（N-P-K），但並未將微量元素加進土壤中，而科學家近來才發現它們是維持免疫系統運作的基本要素。[2]

除了微量元素外，現今栽種的水果與蔬菜的維他命含量比百年前少得多。原因是使用農藥，土壤缺乏微量元素，以及水果與蔬菜尚未成熟便提早收成，以便輸往國外所致。想像一下這個令人驚愕的事實：比起 50 年前，如今的水果與蔬菜所含的維他命成分已減少 40%。[3]某些研究顯示，食用有機水果與蔬菜能彌補這種營養不足，[4]而其他研究則發現，傳統與有機產品兩者的營養成分並無太大差別（然而，這些研究都顯示，有機食物的農藥含量確實比傳統栽種的食物少很多）。[5]由於供應的食物廣泛缺乏礦物質與營養素，各位就能了解為何現今社會中營養補充品對維持健康有其必須性。

然而，談到科學領域，還是無法得到定論。悲哀的是，這是因為許多藥草補充品無法取得專利，因此大藥廠對於相關領域的研究興趣缺缺——因無法從中獲取利潤。於是只有政府與私人研究機構資助研究維他命與藥草補充品，這也是對於營養補充品與癌症的關係向來缺乏大規模、長期性研究的原因。

可是，一些小規模研究顯示，各種營養補充品確實含有抗癌成分。例如，許多針對兒茶素進行的研究——在綠茶中發現的複合物——發現它能有效殺死癌細胞；[6]而其他研究也發現，菇類補充品如「雲芝」（turkey tail）能增加癌症病人體內自然殺手細胞的數量；[7]還有一些研究發現，高劑量的維他命 C、[8]薑黃，[9]還有每日劑量的益生菌[10]都有助於提升免疫系統的抗癌能力。這只是對各式各樣用於抗癌的補充品所做研究的其中一小部分。大部分研究規模雖小，但都發現補充品能帶給身體少量到明顯的好處，這些補充品就算有副作用，往往也很小，那麼這樣的結果還是令人期待。

要看到許多大規模、長期性，投入巨額經費的補充品研究結果，尚有相當長的路要走，但已出現一些大規模的研究。其中一項研究發表於美國醫藥學會期刊（*JAMA*），是對 14,600 名男性做超過 14 年的追蹤研究，發現每天都服用綜合維他命的人，其罹癌風險率稍微降低。[11]此研究踏出重要的一步，希望能夠拋磚引玉，讓未來有更多大規模研究能夠檢視營養補充品對於癌症的效用。這段期間，完全緩解者傾向於接受*JAMA*報告中的建議：「大多數人無法只從日常飲食獲得所有維他命的理想劑量……因此，所有成人服用綜合維他命是審慎的作法。」[12]

我們已經了解完全緩解者選擇服用補充品主要理由，現在請各位融入「珍妮」的療癒故事，她在療癒過程中完全運用本書提到的九項關鍵要素，但尤其重視藥草與營養補充品，最後戰勝了罕見的非霍奇金氏淋巴瘤。

珍妮的故事

當珍妮聽到「妳得了癌症」這句話前，正在充分享受51歲的美好人生，她有摯愛的丈夫，三個很棒的孩子，並自營成功的小型企業。在2008年5月，當她準備接受一項小型的、選擇性外科手術時，透過略顯異常的血液檢驗結果，醫生發現實際上她罹患的是濾泡性淋巴瘤，又稱非霍奇金氏淋巴瘤。儘管自覺身體完全正常，且沒有任何顯著徵兆，骨髓切片結果證實此診斷後，珍妮與丈夫因痛苦與恐懼，心情沉落谷底。事實上，他們往往還沒開口就已淚流滿面。儘管懷著無可避免的恐懼，這是所有癌症病人都會出現的情緒，珍妮不願意自己餘生都陷於害怕與悲傷情緒，於是很快下定決心必須讓癌症聽她指揮，她要力挽狂瀾，相信總會找到治癌之道，因為死亡從來不是她接受的選項。

強烈的決心稍微減弱珍妮的恐懼，但她與腫瘤科醫師初碰面時卻不然：

> 打從一開始，腫瘤科醫師就對我撒謊。他告訴我：「妳得了癌症，但別擔心。我可以治好它。我們要讓妳接受 CHOP-R 化療（多種藥劑的化療計畫）。」我非常驚訝。我的意思是，我根本毫無症狀！我並未出現病徵……我覺得自己像是挨了悶棍的輸家。我願意接受化療，但同時我開始上網搜尋與此疾病相關的訊息，發現這是不治之症，所以他說的話讓我很不安。然後，我要求他們給我一份病歷報告，發現有些狀況他們並未完全吐實。

例如，在珍妮的病歷表中，醫生寫著院方已提供三種不同的化療方式，而她選擇的 CHOP-R 是五種藥物混合使用的雞尾酒化療法，分別是：癌得星（cyclophosphamide）、阿黴素（hydroxydaunorubicin）、長春新鹼（藥名為 Oncovin）、潑尼松（prednisone），以及莫須瘤（rituximab）。她的醫生從未提到 CHOP-R 以外的治療方式，而就算他提供選項，她也不知道該如何選擇。這些都是她在正子斷層掃描前，從網路得知的重要訊息：

（腫瘤科醫師）為我做了骨髓切片檢查，我對他說：「那正子斷層掃描呢？」他回答：「沒必要，妳並不是真的需要做。」我說：「我真的很想做正子斷層掃描，確認你的診斷無誤，因為這兩項檢驗可以互相印證，不是嗎？更何況，骨髓切片檢查並無定論。病理專家（在報告中）說：「我們認為這是一種濾泡性淋巴瘤，但也可能是脾邊緣區（淋巴瘤）。」我問（腫瘤科醫師）那是什麼意思，他從未向我提過這點，而我是調閱病歷紀錄才發現的，所以便質問他，他回答：「喔，這沒什麼啊。妳得了非霍奇金氏淋巴瘤，就要用這種治療方式。」

換言之，病理學家透過顯微鏡分析她的骨髓切片，確認她得了非霍奇金氏淋巴瘤，但無法確定罹患的是哪種「**類型**」。非霍奇金氏淋巴瘤有許多不同類型，珍妮從網路得知不同的類型需要不同的治療方法，所以她才要求做正子斷層掃描，以釐清到底得了哪種淋巴瘤。珍妮不顧醫生的氣惱，堅持在接受化療前要先做正子斷層掃描——還好她這麼做了。因為正子掃描顯示，在她的脾臟中有大量癌細胞，以致脾臟異常腫大——寬達 16 公分，約 8 磅重。掃描顯示她的體內並無腫大的淋巴結，強烈表示珍妮罹患的是脾邊緣區淋巴瘤，而非濾泡性淋巴瘤。

儘管如此，對珍妮已相當氣惱的那位醫生告訴她，這依然無關緊要，因為無論何種類型的淋巴瘤，治療方式都相同：CHOP-R。此時珍妮的直覺告訴她，在遵照醫生的治療計畫前，應該再做些研究。於是她自掏腰包花了 5,000 美元到其他醫院檢查，尋求不同的意見。

我（在其他醫院）進行骨髓切片後，發現治療方法並不相同，若是罹患脾邊緣區淋巴瘤，他們首先給予的治療只有使用「莫須瘤」，不會使用 CHOP-R 化療。其中差別很大：我的身體不需同時處理其他四種不同化學藥劑——阿黴素就是其中之一，它對心臟有害，另一種藥劑則會引發繼發性癌症。我可以捨棄那些藥物，只使用莫須瘤。但我的醫生並沒給我選擇的機會，只告訴我要進行 CHOP-R 化療。

然後珍妮又自費 5,000 美元到另一家醫院檢查，尋求第三種專家意見。第三家醫院認為，所有跡象都顯示，她得的是脾邊緣區淋巴瘤，這種癌症比濾泡性淋巴瘤成長速度慢很多。他們甚至說，可以先觀察幾個月再說，不須現在就直接使用莫須瘤治療。珍妮聽完如釋重負，因為她突然覺得自己有更多時間來面對癌症。同時讓她明白，自己得再找一位腫瘤科醫師。可是她的醫療保險從屬於健康維護組織（HMO），即使是在 HMO 內，都很難隨意更換醫生，而她也不可能去找組織以外的醫生。

珍妮極低調的提出申請，要求 HMO 同意讓她更換另一個腫瘤科醫師。不幸的是，指派給她的新醫師是年輕菜鳥。讓她欣慰的是，當她在電話中告訴他，希望能夠按照第三家醫院的建議先觀察與等待時，對方並無異議。可是，與他初次約診時，珍妮的信心整個崩塌：

> 醫生進來後說：「妳今天感覺如何？」我說：「很好。」他說：「好的，那我們三個月後見。」然後他就準備離開！我對他說：「你在這三個月的觀察與等待期會做些什麼？」他說：「我們會檢查妳的健康狀態，」——因為在回診前三天，他們會先抽血檢驗——「確認妳體內已不再有腫大的淋巴結。」我說：「那我們今天要做哪個部分？」——因為他連電腦都沒打開！他說：「為什麼？」我說：「因為我拿到驗血報告，結果看起來似乎不太好。」他說：「真的啊？」然後才跑過去打開電腦⋯⋯就在那時，我暗下決定要把他剔除在醫療團隊名單外。

這時候的珍妮已了解即時取得自己所有的檢驗報告非常重要——這是所有病人應有的權利——她已經成為解讀檢驗報告的專家（我個人認為，對於想要更積極參與自身健康管理的人，這是個很棒的練習機會，即使任何檢驗結果仍依照醫生的解讀為準）。同時間，她因脾臟逐漸腫大而憂心忡忡，所以轉診到 HMO 另一位醫生，幸好這個醫生經驗豐富，對等待觀察的作法也持開放態度。然而，他很擔心珍妮的脾臟有破裂隱憂。他說連開車都會有危險，若急煞車可能導致安全帶壓迫脾臟而破裂。這消息讓她非常害怕，便詢問是否可能以手術摘除脾臟，醫生的回答是：「若是妳想這麼做，我們就替妳動手術。」然而，轉診的那個外科醫生拒絕替她動手術，認為摘除脾臟只會讓她的淋巴瘤更快速擴散到骨髓。

此時，珍妮內心已充滿困惑與恐懼，根本不信任醫療體系的人。她與第三家醫院的醫生更深入諮詢後，決定暫時不動手術，也不服用莫須瘤，而是採取更自然的療法來處理腫大的脾臟。例如，第三家醫院的腫瘤科專家建議，改變飲食習慣可能會提升她的免疫系統功能：

> （第三家醫院的醫生）告訴我和丈夫：「我認為，如果妳改變飲食，不再吃死掉的食物，開始吃有機食物，若妳服用營養補充品，喝鮮榨（蔬果）汁，我想在接受任何必要的化療前，可能有好幾年時間都能妥善控制病情。」……所以，我必須決定自己是否要重建免疫系統以抗癌，還是應該抑制自己的免疫系統功能，因為我的疾病問題就出在免疫系統。我選擇重建免疫系統。

一旦珍妮決定重建免疫系統，便遵照醫生的建議，完全改變飲食方式。她根據廣泛閱讀的相關書籍與文章，以及諮詢營養師的意見，首先便停止攝取所有加工食品，包括她多年來食用的冷凍低卡餐。她開始吃幾乎全生的水果與蔬菜、全穀類，還有豆類。她買了一部榨汁機，早上喝新鮮的蔬果汁，每天吃大量有機水果與蔬菜。她還停止喝咖啡，改喝綠茶，且在飲食當中完全排除糖類。根據自己的研究以及諮詢營養師，這時她開始服用各種營養補充品：

> 全身酵素（Systemic enzyme）非常重要……我每天空腹服用三次。我還服用消化酶，吃一種 shiitake-maitake-lychee 菇類（與水果）混合的奶昔。我服用葡萄籽、鎂、離胺酸。我服用包含蒲公英、薑黃素、奶薊草的產品。我服用含有冬蟲夏草、猴頭菇，以及各種我叫不出名字材料的綜合營養補充品，這一切都是為了增強免疫力。我服用鋅片、維他命C、槲皮素、鳳梨酵素、IP-6，還有肌醇。我還吃許多益菌生與益生菌。

儘管對珍妮來說，服用這些營養補充品既不容易也不便宜，但她還是認為比起化療帶來的短期和長期副作用，這樣更容易些。這也不是說這些補充品沒有任何副作用。事實上，全面改變飲食或是新的營養補充計畫，最常見的副作用就是所謂的壞菌大量死去（die-off）或「解毒」反應。在身體開始排毒前，許多原本能存活在體內的細菌與酵母菌突然大量死亡。有時候你的身體很難將這麼大量的死亡細菌與酵母菌排出體外，可能導致暫時的頭痛、脹氣、發冷或輕微發燒現象：

> 剛開始很辛苦，因為有時候吃了（全身酵素），會導致酵母菌大量消滅，可能會讓胃不舒服……對我來說，大蒜也很難以補充品形式服用，若在煮菜或涼拌沙拉時使用，我可以接受，但若製成膠囊服用，我的胃總會不舒服。

經過幾個星期處理輕微的 die-off 症狀後，像是脹氣與頭痛等反應開始減弱，珍妮開始覺得更有活力。更重要的是，她感覺到脾臟有稍微縮小現象。這讓她相信自己拒絕手術與化療是正確的，同時鼓勵她繼續尋找新的療法。在尋找過程中，她發現一位在內華達州的全人療法醫生，對於治療淋巴瘤病人聲譽卓著：

> 我去見這位在內華達州雷諾市的全人療法醫生。他是位西醫，同時也精通另類療法。他有淋巴瘤（補充療法）配方……我的朋友也得了脾邊緣區淋巴瘤，他的保險公司願意給付這種治療，所以我就搭順風車，陪她一起就診……他有淋巴瘤的藥方……內容無所不包。老實說，你花費那麼大的精力排毒，然後再將所有營養素逐一補充回身體，真的是這樣。其中包含所有腺體、槲皮素、白藜蘆醇，還有身體所需的維他命A、C、D、E——全都包含在內。

所以，珍妮開始服用這種特殊的淋巴瘤補充品，加上其他補充品與新的飲食法。另外，她嘗試做情緒健康管理。例如，當初聽到診斷結果，她與丈夫——兩人青梅竹馬且結褵超過30年——都遭遇強烈的「情緒衝擊」，對於她可能會早死都充滿恐懼，他們終於向外求救，首先是求助於常規醫療：

> 我跟丈夫終於去看醫生（他們的普通科醫生），讓人心情如洗三溫暖，但情況變得更糟！當時，白天情緒麻木，夜晚降臨後心情又沉落谷底，沮喪得不得了。就這樣度過了三個星期，我看著他，然後說：「我們不能再這樣下去。我們必須面對這一切！」……所以，我花很長時間靜坐，並做許多心靈層面的探索。有時我聽著錄音帶靜坐，就睡著了，所以睡覺時心裡想的就是這些東西。我明白自己必須停止恐懼的念頭，而應做更積極的思考。

除了使用引導式靜坐光碟來釋放恐懼情緒，及增加正向情緒，她還跟一位專門協助癌症病人的心理學家聯繫，希望釋放所有深藏在內心，過去被壓抑的情緒，他教珍妮一種情緒釋放技巧，包括回憶過去發生過的創傷事件，同時拍擊身體某些部位。這個拍擊動作目的是要釋放體內能量與情緒的阻塞點，作用類似穴位按摩或針灸。珍妮解釋：

> 我開始跟這個人（心理學家）用電話交談，他的諮商重點放在——往心靈深處探索，清除所有埋藏在內心的

> 負面情緒。我也確實照著做，但理論總是比實際容易許多……因為現實生活中有許多事情是我們無法掌控的。所以，生命中負面事件的出現與消失，都不是我們所能控制的。但必須學習，試著讓自己盡量放下。

由於珍妮刻意將心神貫注於生命中的積極事物，同時也放下過去和現在生命中所有負面事件，她發現還必須面對一個重大的情緒挑戰：對死亡的恐懼。她向來認為自己是很屬靈的人，但在獲知診斷後，她開始每天與神「對話」：

> 你真的會開始自問：「死亡到底是什麼？」所以，我絕對必須面對自己靈命的光景……如今我已不再懼怕。無論生或死我都不害怕了。我知道我必須活著，因為我有太多事要做，而這個念頭支撐我活下來，幫助我療癒，因為我必須（療癒），我必須為需要我的人活著。但從另一方面來說，若真的死了我也接受，因為我向來是個善良的人，無論死後世界如何，我也坦然前往。所以恐懼消失了，對死亡的恐懼可能扼殺了許多人。你不能畏懼它（死亡）……我的意思是人遲早都會死。

珍妮努力治療身心靈層次的健康後，發現自己的情緒獲得相當改善：低盪情況減緩，精神更為專注。她堅持奉行以生食為主的飲食，服用營養師與她共同選擇的營養品，管理壓力與情緒。她持續多年來每天運動的習慣。隨著時間過去，她感覺到脾臟已消腫許多。情況一直改善，直到從外表已摸不出脾臟突出，這正是完全好轉的跡象。她每天喝蔬果汁與服用補充品——這比過去習慣的速食冷凍餐耗費許多時間——但她認為，為健康所做的這一切努力都是值得的：

> 我以前每天服用——現在還是——約 40 顆營養片。不是同時服用，而是平均分布在整天。我早上起床先服用益菌生，然後早上第一件事是服用大量營養補充品，配上先生替我現榨的蔬果汁……身體經過一夜斷食，當你早晨醒來，已有八個小時未進食，所以身體餓了。因此我的作法是——晨起第一件事——服用大量營養補充品，加上消化酵素，還有現榨果汁。然後我在果汁與補充品添加益生菌。我每天服用 18 顆超級酵素，分三餐服用。我喜歡在空腹時將它們與鎂片一起服用。你可以在飯前或飯後一小時服用。

雖然珍妮每天要吞下 40 顆營養補充品，但心情滿是感激而無任何憤慨，因為她可感受到這些營養片帶給健康正面的影響。在獲知診斷七個月後，由於身體感覺非常好，於是她決定接受骨髓切片追蹤檢查。結果讓醫生大為吃驚——珍妮自己倒是淡然處之——因為檢驗結果已無任何癌細胞蹤影。他們無法相信眼見的事實，於是要她接受正子斷層掃描追蹤。掃描結果又讓醫生們驚訝萬分，她的脾臟已恢復正常大小，且全身無任何癌細胞跡象。

珍妮從被診斷為脾邊緣區淋巴瘤第四期至今已超過五年。獲知診斷後，她便透過尋找合適醫生，全面改變飲食，服用大量自認能提升免疫系統功能的營養補充品來進行抗癌，並掌控整個治療過程；她藉由定期血液檢驗、骨髓切片檢查，以及正子斷層掃描，監測自己的健康狀態，都是正面的結果。醫生在她的病歷記載著「自發性緩解」（spontaneous remission）。當然，她明白這是由於她不斷要求拿到自己所有病歷紀錄所獲得的成果。然而，珍妮卻對「自發性」這個字深感不以為然：

> 醫生在我的病歷表上寫下自發性緩解。然而，我並不相信這一切結果是白白得來。當我得知罹癌診斷後，幾乎改變所有的生活方式……我到處尋找合適醫生幫助我擬定治療計畫……過去幾年來，我已失去許多朋友，包括我父親——全是因為對西醫治療癌症的效果看法不同……同時間，我依然處於持續緩解狀態，身體也日益強壯。去年底我還迎接新孫子出生。

珍妮能夠痊癒最主要的原因，是找出適合自己的營養補充品組合，讓免疫系統能獲得足夠養分，發揮排除體內癌細胞的功能。雖然不太可能光靠營養補充品就帶來完全緩解，但補充品加上生活型態的改變，就是她身體需要的獨特療癒配方。

行動步驟

我研究的大多數完全緩解者，服用的營養補充品分屬下面三種類別。可是請記住，正如珍妮那樣，獨力花費許多時間，尋找合格的營養師與醫生諮詢，各位也應自行研究，尋找合格營養師或醫生，協助你選擇最適合自己獨特健康狀況的補充品。

類別一：有助於消化食物的補充品

- **消化酵素**。這些酵素幫助你的消化系統分解食物。其中包括蛋白水解酶與胰腺酶。
- **益菌生與益生菌（Prebiotics and Probiotics）**。益生菌是有益處與「好的」細菌，存活於人體的消化道，幫助消化食物並強化免疫系統。許多人體內的益生菌不足，是因為我們的文化習慣濫用抗生素，使得腸道內無論好菌或壞菌都同時被殺死。益生菌是依靠益菌生維生，因此兩種補充品同時服用幫助更大。

類別二：有助於身體解毒的補充品

- **抗真菌劑**。有助於降低大多數美國人消化道中過多的念珠菌與其他真菌。天然的抗真菌劑包括橄欖葉萃取、馬尾草，以及小蕁麻。

- **抗寄生蟲藥。**這些藥劑有助於消除寄居在你的消化道裡，並干擾你的消化與免疫功能的寄生蟲。抗寄生蟲藥包括黑胡桃殼、苦艾、白毛茛。
- **抗菌劑與抗病毒劑。**這些藥物有助於消除體內潛伏的細菌或病毒感染。常見的包括大蒜、牛至油、保哥果（pau d'arco）。
- **肝臟解毒劑。**肝臟是人體主要解毒器官，能加速營養補充品的排毒效果，尤其能排除體內殘留重金屬。常見的有奶薊草、蒲公英根，以及甘草根。

類別三：有助於提升免疫系統的補充品

- **提升免疫系統的藥草。**許多藥草與維他命都有助於提升免疫系統。完全緩解者喜歡使用的包括：蘆薈、維他命C、某些菇類、魚油，以及微量元素。
- **維他命與激素。**許多癌症倖存者服用維他命B12、維他命D，以及褪黑激素，直到他們血液裡的這些維生素與激素指數恢復正常水平。你可以要求醫生以簡易的抽血檢驗目前這些激素的指數，決定你是否需服用營養補充品。

研究癌症十多年後，我個人也服用上述多種營養補充品，但我認為它們對於營養不良、毒物充斥的環境來說，只能發揮權宜之效。在身體充滿癌細胞時，這些補充品當然能有助益，但不應被視為長遠解決之道。

例如，如果我們開始按照老祖宗的飲食法，每天應該吃少量的發酵食物，如自製的康普茶（冬菇茶）或德國泡菜，這樣就不必再服用益生菌補充品。若我們的食物中增加抗菌的食物與藥草（香草），如大蒜或薑黃，就能降低濫用抗生素的情況。若我們的身體經常保持活動狀態，就會減少止痛藥與葡萄糖胺這類藥物需求量。補充品效用簡直說不完：每晚在漆黑環境中睡足八小時或更久，我們就不必服用褪黑激素，每天接受日照 15 分鐘，就能把維他命 D 束之高閣。吃加工碳水化合物與糖分含量都很低的飲食，我們就不必服用魚油或白藜蘆醇這類具有抗發炎效果的補充品。最後，降低我們每天暴露於有毒金屬、化學藥劑、塑膠，以及磁波輻射的機率，就能減少服用奶薊草或蒲公英根這類解毒品。

因此，當我為那些想預防或治療癌症的人做諮商時，首先會建議他們跟自己的醫生討論上述三大類別的營養補充品，以協助其身體系統恢復常軌。然而，一旦他們的身體恢復平衡狀態，我會建議他們慢慢減少使用那些補充品，學會以下面這些來「補充」他們的生活：富含水果與蔬菜的飲食，窗台邊的一座香草花園，自製的康普茶，無毒的清潔用品，按時就寢，並且每日規律運動。

Chapter 5

釋放壓抑情緒

憤怒帶給你的傷害，比起那個讓你憤怒的
人所造成的傷害還來得深。
——馬克・吐溫

令我感到驚訝的是，受訪的完全緩解者最常提到的九項因素，只有兩項屬於身體層面（飲食改變與使用藥草／補充品），其他因素本質上都屬於情緒與靈性層面。剛開始進行研究時，我滿心以為大家會說治療過程最常做的事應屬身體層面，像改變飲食、營養補充品、運動、咖啡灌腸等。因此，經過無數次訪談，當我不斷聽到對於心理、情緒以及靈性層面的各種因素經常被討論時，比任何人都感到驚訝。

本章討論的主題是我們從過去一直執著的情緒，以及它們與身體健康的關聯。為了全面探討這個主題，首先要檢視，為何被壓抑的情緒，尤其是沮喪與恐懼，會對我們的健康有害。接著要探討最理想的情緒處理方式，然後再透過一位完全緩解者的療癒故事，了解如何藉由釋放被壓抑的情緒，幫助他治好肺癌。本章結尾將列出簡單的行動步驟，幫助各位開始卸除各種情緒包袱。

疾病就是能量阻塞

除了想了解人們會做哪些事以療癒癌症外，我還研究完全緩解者做這些事的背後原因。我將這些激勵性原則稱為「潛在信念」。在我的研究中，最常見且一再出現的潛在信念是：生命中無論身體、情緒或靈性層面出現阻塞時，就會產生疾病。倖存者以及癌症另類治療者都認為，唯有身心靈三種層面的能量處於自由流動狀態時，身體才可能健康。這個觀念讓我們以新的眼光來看待癌症，也以不同方式來思考治療癌症的方法。

我用一個比喻幫助各位釐清癌症如何在人體內形成。一個運作功能正常的身體猶如一座城市，在談到城市的垃圾收集系統時，尤其如此。就像各位每天都會丟掉一些垃圾，例如腐壞的食物，人體的細胞每天也會排除廢物，如毒素、細菌或老舊細胞之類的東西。政府單位派出垃圾車每天挨家挨戶收集垃圾，免疫系統也是每天拜訪你的細胞，收集其所排出的廢物。城市裡的垃圾車會將垃圾載往當地廢物處理中心，該處儲存的垃圾不是再利用就是被拋棄。同理，從細胞排出的廢物被免疫系統帶往身體不同器官，像腎臟或肝臟，然後就在那裡進行循環利用或排出體外。

如果垃圾車連續幾個星期不收垃圾，就會造成嚴重汙染問題。同理，當體內堆積的廢物，未能及時透過廢物排除系統被處理掉時，身體也會出現嚴重問題——這就是癌症形成的原因。每天我們的體內都會形成各種癌細胞；只不過它們是正常細胞的「瑕疵複製品」，因為在複製過程中會出現各種原因而產生差錯。無論其理由是什麼，你的免疫系統通常會注意到這些瑕疵品，然後立刻將它們從身體排除，而不會產生任何問題或警訊。

不過，有時因免疫系統能力削弱，或癌細胞非常擅於隱藏在化學面具下，所以總是會出現漏網之魚，殘留的癌細胞未能被排出體外。若此情況延續一段時間，癌細胞數量累積到某個程度便會形成腫瘤。我的受訪者認為，我們不僅要割除腫瘤這個能量「阻塞物」，更需要深入探索能量阻塞的原因，以防其死灰復燃。

由於受訪者都抱持這樣的信念，所以無論是身體、情緒或靈性層面出現能量阻塞，他們都很想了解該如何清除此阻塞。他們認為，有些人身體阻塞情況較嚴重，有些人的問題可能主要是情緒或靈性層面的阻塞。然而，不論阻塞發生在哪個層面，他們的整體目標都一樣：找出阻塞點，釐清形成的根源因素，然後將它完全釋放。

我的受訪者中有位叫「亞當」的男士，他認為自己癌症形成之因是情緒層面的阻塞。亞當被診斷出寡樹突膠質瘤（oligodendroglioma），是一種惡性腦腫瘤，平均存活期只有三年半。[1]經過兩次耗費精力的手術後，醫生割除大部分侵害性的腦瘤，亞當拒絕醫生建議的化療與放療，因為存活率極低，且有嚴重副作用。醫生警告他，拒絕建議的話，癌症很可能在一年內復發。可是他決定嘗試其他治療方法。除了改變飲食與服用各種營養補充品以清除體內阻塞，他的心力都放在釋放過往的情緒阻塞：

> 當你檢視心靈的運作模式，或當初形成此疾病的思維形式，若能找出病根並加以解決，那麼肉體層面就不可能有疾病存在……無論這個腫瘤出現在哪個部位，它所代

表的是你隱藏在內心的憎恨……所以我開始進行所謂的「釋放工作」(release work)。先想像你的父親，你可能會聯想到所有他曾為你做的事情，包括正面或負面的……但事實真相是，在人生某個點上，都必須釋放那些情緒包袱……若你願意把當時事件發生的那個瞬間釋放掉，讓它就此融入宇宙經驗之流中，它再也沒有存在的必要，也無須再留駐於你的內心深處。所以，我做了很多釋放的工作。

自從醫生告訴亞當癌症可能在一年內復發後，如今已過了四年，他目前享受遠離癌症與專業音樂家的滿意生活。他至今仍相信整個治療過程最重要的一環是：必須釋放身心靈系統的情緒／精神層面中，因憎恨形成的阻塞。

什麼是被壓抑的情緒？

被壓抑的情緒是任何因過往負面經驗所造成，而你又固執不肯放下的情緒，無論其屬性是正面、負面，是有意識或潛意識的。我們最常緊抓不放的都是負面情緒：沮喪、恐懼、心理創傷、悔恨、憤怒或悲傷；有時也會對於快樂這類正向情緒戀戀不捨。許多人以為執著於快樂是件好事；然而，當這份快樂感受不斷與你的過往交纏，它很快就會轉為愁緒，讓我們一直沉溺於過往的快樂記憶裡，反而無視於當下真正的快樂感受。

除了有正面或負面之別，被壓抑的情緒也可能是有意識或無意識的，這意味你對它們可能只有部分記憶，或完全沒印象。這是因為像意外事件或肢體與性虐待等身體傷害，這類創傷記憶往往會被我們阻隔於意識層面之外。在本章結尾的行動步驟裡，各位會找到應該如何釋放無意識的、被埋藏於記憶的情緒的各種建議，現在請記住此要點：凡是緊抓過去的任何情緒，都屬於被壓抑的情緒，它們可能隨時日漸增而轉變為你身心靈系統中不健康的阻塞。

艾蜜莉就是一位全神貫注於釋放過去被壓抑的情緒，最後治癒癌症的完全緩解者。她被診斷出子宮頸癌第四期，也同意立即接受手術，但當醫生堅持她繼續接受化療與放療以免癌細胞轉移時，她猶豫了。因為直覺告訴她，脆弱不堪的軀體已無法負荷如此密集的治療，更重要的是，她在能量醫療領域所受的專業訓練，讓她相信自己最近經歷離婚所產生的壓抑情緒，很可能是導致免疫系統功能失調的主因：

> 我要求醫生給我幾星期來處理此問題。我向他解釋由於剛經歷殘酷的、晴天霹靂的離婚，就能量層面來看，這個事件跟我的第二個脈輪（能量中心，按照瑜伽理論，此脈輪位置接近子宮頸）大有關係。身為能量醫學治療師，我有一些技巧能夠派上用場。醫生願意給我機會，但告訴我必須在兩週後回診，接受電腦斷層掃描

以及其他檢驗，以確認癌細胞已被清除。我同意他的要求。接著兩週內，我接受靈氣治療、瑜伽、指療（healing touch）、做禱告，讓自己大哭、大笑，寬恕，以及——每天進行一項——開始心靈淨化工作，並以各種能量醫療技巧來處理悲傷情緒。這些治療過程在各種層面都發揮很大療效。

兩週後當她回診接受電腦斷層檢查時，醫生很驚訝發現她的癌細胞已停止轉移，檢驗已偵測不到任何癌細胞存在。六年後（持續計算中）的現在，艾蜜莉仍過著前所未有的快樂與健康生活，特別是如今的她早已擺脫失婚陰影。

壓力與癌症

過去二十多年來，各種研究逐漸開始支持釋放壓抑情緒對身體有益的理論。尤其是針對壓力，因為許多研究已把焦點放在此特定情緒狀態對於身體健康所產生的影響。1991 年《新英格蘭醫學研究期刊》上發表了一篇關於壓力研究的重要報告，[2] 在此研究中，有 420 位男女接受各種因素測試，包括其壓力指數。實驗中，有些受試者拿到的是含生理食鹽水的噴鼻劑，其他受試者則拿到含有普通感冒病毒的噴鼻劑（別擔心，他們事先就已被告知，只是不知道自己會拿到哪一種）。各位猜猜實驗結果如何？那些剛開始就自認壓力較大的受試者，大多數都得了重感冒，但一開始就自認內心壓力較小者，較能對抗病毒。研究列出的各項因素中，壓力是唯一能明顯影響結果的因素。換言之，此研究意味著，承受情緒壓力時，人們較容易生病。

自從這項突破性研究發表後，其他數以百計的研究也顯示出，壓力不只跟普通感冒有關，還跟許多重大疾病相關，包括心臟病、自體免疫系統失調，以及癌症。研究人員依然很難證明壓力是否會形成癌症，主因在於：讓一組受試者刻意承受巨大壓力，而另一組受試者則放鬆情緒，然後兩組進行對照研究，看看哪一組較易罹癌，這樣做是違反道德的。然而研究者已經確認的是，壓力確實會削弱人的免疫系統，而免疫系統在偵測與排除體內癌細胞方面扮演著關鍵角色。

壓力削弱免疫系統的方式之一，是透過改變細胞所釋放的神經胜肽（neuropeptides）。神經胜肽是人體某些細胞釋放的化學物質，會與身體其他細胞結合，產生某種效應。對我們的免疫系統有正面效應的神經胜肽，會促使其產生血清素、多巴胺以及鬆弛素；這些都是身體感到輕鬆愉悅時所釋放的激素。對免疫系統有削弱作用的神經胜肽——特別是經過一段時間後——包括皮質醇、腎上腺素，都屬於壓力激素。是什麼因素讓壓力——或任何情緒——對健康有如此大影響力，是因為幾乎**人體所有細胞**都能夠生產與吸收這些神經胜肽。[3]換言之，認為身體與心靈是分離的古老觀點，在科學上早已站不住腳；如今的看法是：心靈——受情緒驅動的神經胜肽形式——在每個細胞中展現，這意味著諸如壓力這類情緒，對你的免疫細胞以及全身細胞都會造成負面影響。

在我的研究之旅中碰過一位靈療者，正是鑽研這個主題：壓力與整體性的情緒壓抑如何對身體細胞產生有害影響。在第一章提到的諾貝爾生物醫療獎得主奧托・華柏格，以及東京的整合腫瘤科專家小林（Tsuneo Kobayashi）都認為，癌細胞只是粒線體受損的正常細胞。小林博士與華柏格不同之處在於，前者認為壓抑的情緒是造成粒線體受損的關鍵因素之一。

在第一章我們了解到粒線體的主要作用是將人體吸入的氧氣與細胞所需的能量融合，它們還能控制細胞死亡的時刻，以新生的細胞取代，此現象稱為「程式性細胞死亡」（programmed cell death）或細胞凋亡（apoptosis，細胞受環境刺激，在基因調控下產生的自然死亡現象）。當某人罹癌，會發生兩件事：癌細胞不再透過氧氣而是透過糖分（即葡萄糖）來獲取能量，它們不再以正常方式死亡，而是能無限複製存活下去。這兩種功能——透過氧氣獲取能量，以及按時死亡——都屬於粒線體的工作。因此，華柏格博士與小林博士都認為，癌細胞只是粒線體受損的正常細胞，這種理論很合理，事實上，如今已有許多研究者都同意此論點。[4]

不過，小林博士更深入闡釋此觀點，他假設有許多物質能夠損害細胞的粒線體，甚至會壓抑情緒：

（癌症）不是由癌細胞製造出來的，而是人類自作自受……這是因為我們身體的循環功能不佳，加上核心體溫過低所致……我的看法是，癌細胞並非惡性的細胞，而是被犧牲或變壞的（delinquent）細胞……它們以錯誤的環境維生……癌細胞從不會生存於人體的心臟或小腸，這是因為心臟與小腸內的血液循環與氧氣含量較高，因此溫度偏高……癌症是人類情感表達障礙（alexithymia）——或所謂感情或情緒壓抑——所導致的結果。大多數癌友在罹癌之前，都飽受情感表達障礙的煎熬。這會使血壓與核心體溫都偏低……又會造成粒線體的功能失調。

小林博士將粒線體受損視為癌症主因，因此他採取的治療重點在於修復粒線體。他用各種不同途徑來達成此目標，包括身體層面的治療——提高核心體溫，以及情緒層面的治療——讓病人學習情緒釋放的功課。

如果你對這些關於情緒的資訊備感壓力，有個好消息是：壓力管理有用。研究顯示，釋放壓力、憤怒和恐懼能強化免疫系統，且效果迅速。例如，在某項研究中，進行為期十週的壓力管理課程的乳癌病人，跟沒有參加課程的控制組相較，前者在實驗後的白血球指數升高。[5]在類似的一項研究中，參加六週壓力管理與放鬆技巧的黑色素瘤病人，跟未參加課程的控制組對照，前者體內的自然殺手細胞數目明顯增加。[6]由於自然殺手細胞是免疫系統中殺死癌細胞的天然刺客，故這項發現尤其重要。這種特殊類型的白血球能與癌細胞結合，將某種「毒素」（perforin，穿孔素）注入癌細胞而導致其死亡。

除了壓力管理課程，你還可運用其他方式來降壓，並且釋放被壓抑的情緒，本章結尾會列出方法。現在重要的是，請記住：緊抓壓力不放會削弱你的免疫系統與抗癌力，而釋放壓力卻能強化它。

恐懼與癌症

當我跟完全緩解者討論釋放被壓抑的情緒時，最常討論到的是恐懼。這或許是因為每個人某種程度上都會感受到恐懼，但並非每個人都有深刻的悲傷或憎恨。尤其在人生某個時刻，每個人都須面對死亡的恐懼，當癌症病人聽到「你得了癌症」這種宣判時，立刻就面臨死亡的恐懼。

由於大多數癌症病人內心飽受恐懼情緒籠罩，我訪談的許多治療者都認為恐懼是需要探討的首要課題，其中包括治療師佩蒂・康克琳博士（Patti Conklin）。佩蒂是「直覺靈視能量治療師」（medical intuitive），她顯然具備遙視能力，只需藉由觀看並解讀對方能量場，就能得知此人身體的病灶部位、疾病形成的過程與肇因。她解釋這是一種天賦異稟，讓她能像觀看影視螢幕般透視別人的能量場。訪談時我詢問佩蒂，癌症病人應怎麼做才能踏出治癌第一步，她回答：

> 順服（surrender）。治療的目標是要讓人的身體、情緒以及靈性層面趨向和諧一致，回歸平衡。生命中有愛與恐懼，但人們把恐懼視為幾可亂真的假象。在我看來，恐懼是人類完全遺忘的天賦能力，這是我們與生俱來的能力。我鼓勵病人完全順服，希望他們能夠跟生命與死亡和解。越能讓身體超越生與死的限制，獲得療癒的機會就越大……但如果人們內心充滿恐懼，那麼整個能量場、那些精細能量場域（subtle energy fields）、免疫系統，全都會停擺。

換言之，康克琳博士認為釋放恐懼，並讓自己融入與生俱來寧靜的心靈「資源」中，才能使身體回歸平衡，若緊抓恐懼不放，則會引發身體系統功能整個當機，導致身體能量阻塞，終致疾病纏身。然而康克琳博士所建議的內心臣服，包括當死亡迫在眉睫之際，誠實檢視自己對死亡的恐懼，這絕不是件容易的事。

例如，當納森決定停止化療而改採另類療法時，就被迫面對自己內心的恐懼。他起初被診斷為淋巴漿細胞淋巴瘤（lymphoplasmacytic lymphoma），這是很罕見又棘手的淋巴瘤。常規醫療的醫生們對於此類癌症所知有限，經過幾輪化療後，納森的癌細胞急速擴張，於是他決定停止化療。不久，他就跟常規醫療分道揚鑣，院方很遺憾告知他只剩下兩年生命。從此納森便踏上與各種能量治療者相遇的療癒之旅，包括使用槲寄生藥草補充品，並決心釋放過去所有的創傷，以及目前內心所有的恐懼。他描述面對死亡的恐懼是何種光景：

> 當我決定停止化療時，內心無比恐懼——那是前所未有的恐懼，因為我很清楚這個決定很可能讓我隔年就撒手人寰。我大概失眠了四天，經歷這種生死煎熬的恐懼，面對自己將不久於人世的事實時，根本輾轉難眠。但真正熬過那種痛苦後，恐懼反而消失了！對死亡的戒慎恐懼不見了！一旦做出破釜沉舟的決定，決定交託信任並且放手一搏，事情自然就發生了，你懂嗎？兩天後，我就「碰巧」遇到（一位有名的治療師）。

在 2005 年時，納森的醫生原本預期他只有一到兩年壽命。當我在 2011 年訪談他時，他正開心享受著南美之旅，浸淫於大自然美景。我很清楚當人面對死亡恐懼時，會根據自己對死後世界的信念，產生各種不同反應，有人輕鬆面對，有些則受盡煎熬。不過，幾乎所有受訪的完全緩解者都說，直接面對死亡——至少暫時如此——反而能讓他們輕鬆些，因為再也無法逃避現實，繼續漠視房間裡的大象（elephant in the room，指死亡陰影，譯註）。

我舉例說明恐懼對身體影響有多大，原本研究人員在此案例中根本沒打算研究恐懼，而是想了解新型化療藥物是否有效。他們將癌友隨機分成兩組：第一組接受新的化療滴劑，第二個控制組以為是接受新藥劑，但其實是生理食鹽水滴劑。令人驚訝的是，控制組中有30%（約40人）頭髮全掉光，因為他們以為是在接受化療。[7] 換言之，由於對副作用的嚴重恐懼，使身體產生副作用，即使他們根本未接受任何化療。

其他無數研究也顯示，恐懼會讓身體陷入戰鬥或逃跑（fight-or-flight）反應模式，這表示身體無法轉換成休息與修復（rest-and-repair）模式。許多人並不了解這兩種模式的運作基本上互不相容；因此，如果你感到恐懼，身體就無法獲得療癒，若身體正進行自我療癒，就代表你內心未感受恐懼威脅。某項研究發現，天生容易恐懼的人，置身壓力源時，體內不會產生任何自然殺手細胞，而原本個性就不易畏懼的人，體內就會產生自然殺手細胞。[8] 因此，許多完全緩解者一再地告訴我，恐懼會讓免疫系統停擺，讓身體釋放恐懼是幫助他們重獲健康最棒的方式之一。

瀑布療法

本章結尾會特別針對如何釋放身心靈系統中被壓抑情緒的各種方法進行討論，然而終極目標就如一座瀑布，目的是為了匯聚所有的情緒以回應目前的處境，讓能量像瀑布般沖刷你的全身。如此，你就能完全卸除過去累積的所有情緒包袱，站在中立的位置，重新體驗新生命的每個瞬間。

麥可・伯夫曼（Michael Broffman）是在舊金山地區執業的著名針灸醫生與藥草專家，在過去二十多年治療過數以千計癌友，他描述瀑布療法的原理：

> 若能讓人從恐懼情緒釋放出來，出現完全緩解的機率就會大增……那些經歷過完全緩解，並能長期維持的人，即便後來癌症復發，都能擅於處理各種不確定狀態。不確定感似乎成為關鍵要素——就是心神能專注於當下，而不會把恐懼投射到未來的人。如果你能全心專注於當下來面對癌症的不確定性，似乎就是成敗的關鍵。從緩解的角度來看，這樣的心態能讓身體放鬆。而身體一旦放鬆，就能容納更多的氧氣，體內有更多氧氣則細胞更容易存活，終而使健康導入正軌。

換言之，麥可認為釋放各種情緒，諸如不確定感與恐懼，平心靜氣地專注於當下，藉此方式來放鬆身體，能達到實際提升療癒力的效果。

探討過各種釋放情緒的基本概念後，我們要透過喬伊的療癒故事更深入探討此主題，喬伊就是透過釋放過去累積的各種情緒來處理他的肺癌。正如讀到本書其他的療癒故事，各位或

許會對喬伊所做的某些選擇不以為然，包括醫療或個人層面。儘管如此，我邀請大家以開闊的胸襟與更寬廣的眼光來閱讀這個故事。

喬伊的故事

喬伊出生在一個天主教家庭，生長於天主教教區，又就讀清一色男孩的天主教學校。40 年後喬伊以一貫詼諧的口吻回顧自己如何在這樣的環境中成長：

> 如果 12 年的天主教學校讓我學會許多關於上帝的事，那應該是：首先，他絕對是個男的，而且是白種人，或許是北歐人，年紀很大還有白鬍鬚。他超愛批評，脾氣暴躁。他對人施行的懲罰，比起我父母和修女可要凶狠太多了（大笑）。

當然，不是所有天主教徒都有這種想法，但這就是喬伊的體驗。他從小就被教導要畏懼那位只要你不犯錯就會愛你，但如果你做錯事就會把你打入地獄永難翻身的上帝。按照喬伊的說法是：「上帝把我嚇得屁滾尿流。」在他發現自己是同性戀之前就有這樣的感受。

可想而知，喬伊的青春期充滿困惑。他試圖壓抑自己對其他男孩的感情，因為過於羞愧而根本不敢向神父吐露內心的思緒。他不敢向任何人透露這個「可怕的」祕密，只能絕望地向上帝禱告，希望能除去他腦中充滿罪惡的念頭。儘管他百般努力，但苦心禱告終未獲得回應。他竭盡所能地控制自己的感情，但在青少年邁向成年期過程中，偶爾仍會屈服於迸發的激情，跟其他同性青少年發生親密關係。事後，他會感到強烈的羞愧與恐懼，並且發誓永不再犯。

因為此煎熬處境，後來喬伊轉向毒品與酒精，藉以逃避被上帝憎恨的念頭，也就不足為奇了。他開始抽菸，很快就上癮，他甚至還想過自殺，但又顧及自殺會遭受地獄永火的懲罰而退縮。他想到的唯一出路，就是離開天主教會，所以他刻意挑選一所學風自由且學生國籍與宗教信仰多元的公立大學，心想若能在這種不會隨時提醒自己罪惡本質的學校求知，日子可能會好過一點。儘管有此深思熟慮的計畫，他內心深刻的罪惡感與羞愧感仍伴隨著他進入大學：

> 我雖置身於完全不同的世界（指大學），但仍無法坦然接受自己，也無法好好愛自己。我還是無法逃脫上帝的掌控，祂仍然監視著我的一舉一動。有好多年我不斷流連於所謂的一夜情，因為我很害怕跟另一個男人建立太深刻的感情，我不願意讓這種傾向（指同性戀）占上風，那樣我就永遠不可能「正常」了。

某年暑假空檔，喬伊在夏令營輔導一群行為脫序的孩子。

在協助這些有情緒困擾孩子的過程中，他感受到極大的意義與滿足，最令他振奮的是，他覺得上帝或許也贊同他投入這個嶄新的人生呼召（calling）。他記得自己當時心想，加入服務他人的奉獻行列，或許能夠為他的「靈性履歷表」加分。當最後的審判來臨時，也許上帝會對他生命中的其他錯誤略而不見。他感覺這次自己終於找到正確人生方向，於是那個夏天他初次與異性發生親密關係。然而，就這一次異性戀經驗讓他徹底明白自己是如假包換的同性戀。為了真心接納這份體認，他決定完全放棄宗教信仰。他回憶這段時期的心態：

> 我花了好幾年時間，終於初次跟一位男性談戀愛，人生從此走上不歸路。我不能一直拒絕讓自己建立親密關係。為了讓自己真正快樂，我的人生方程式必須剔除上帝。

喬伊大學畢業後放棄天主教，搬到一個對同志友善的城市，展開助人事業，並開始跟男性建立長期伴侶關係。經過多年，他雖已不再相信地獄的存在，但對朋友們談論自己與上帝深刻的靈性連結，內心依然非常羨慕。隨著時間過去，他的長期關係開始觸礁，繁重工作往往令他心力交瘁。當他 40 多歲時，精神狀態已趨向消極，認為面對人生就「必須逆來順受」。

這是2007年3月的情況，當時喬伊正準備進行人生中少數的樂事之一：旅行。他正打算踏上期待已久的秘魯之旅，出發前他必須先接種一些疫苗。他已戒菸一段時間，好讓自己更健康，但醫生仍從他的呼吸中聞到菸味，因此建議他做電腦斷層掃描，以得到肺部的基線讀數，但結果令他震驚。醫生在他的兩片肺葉中都發現十幾個斑點，以及兩個腫脹淋巴結，這意味最糟糕的情況：轉移性肺癌。

喬伊如期前往秘魯，心想這可能是他此生最後一次旅行，然後又經歷幾個月的檢驗。最後醫生在6月為他進行腫瘤切片檢查，結果證實是轉移性的非小細胞肺癌。醫生建議他以雞尾酒療法先進行三個療程的化療，接著再接受手術，剖開胸腔移除十多個淋巴結，然後是六週的胸部放療。外科醫生告訴他，這是一種侵入性腫瘤，必須以激烈的手段治療。

在接受此種密集治療前，喬伊詢問醫生自己有多少勝算。醫生表示，就算接受所有治療，這類病人有四分之一還是會在一年內死亡，有一半會在兩年內死亡，五年內的死亡率高達80%。若他選擇不做治療，很可能會在一到兩年內死亡。喬伊描述當時自己腦海曾閃過病態的念頭：

> 我再也不會畏懼死亡，因為我對上帝的看法已變得成熟。我不再相信有什麼叫地獄的地方……但我還是認為

人生就是無止境地忍受痛苦。所以，這個（死亡）也許正是我人生的某個出口？不再有問題，不再有壓力——我終於能夠感受平靜的滋味。

喬伊需要一些時間思考，他要求醫生讓他做最後一次短暫的旅行。當時他朋友剛好要去泰國，便邀他同行。他明白經歷化療、手術與放療後，自己可能會有好幾個月，甚至幾年都無法外出旅行，他要抓緊這最後的旅行機會。醫生答應他的請求，只要他回來後立刻接受化療，他完全同意。

明知治癌迫在眉睫，喬伊懷著沉重心情踏上最後一次海外之旅。他是那種平日會存好足夠金錢與假期到不同國家旅遊的人。這次旅行還算開心，但可想而知，他的心情很難完全放開。旅程近尾聲時，他在曼谷待了幾天。當時他正走在繁忙街道上，突然聽見有人叫住他：

「先生！先生，我有話要跟你說！」我只是繼續往前走，因為那裡的人總是想兜售東西。但他一直跟著我走了兩個路口，終於在紅綠燈前趕上。我轉身一看，發現他是個錫克教徒，纏著黑色頭巾，還蓄著濃黑鬍鬚。他說：「先生，當你經過時，神交代我一定要把你的未來告訴你，……」我當時很懷疑，因為我向來不信這種事。但他直視我的眼睛說道：「雖然你外表看來很健康，你的醫生卻告訴你，你病得很嚴重，而且可能會死掉。但你千萬別信他們的話，因為我已預見你會活到88歲，然後猝然而逝。」

喬伊雖深感懷疑，但那個男人對他的健康情形瞭若指掌，讓他不得不停下腳步。他出於好奇便同意讓對方幫他算命。這個男人接著精確說出他生命中發展的各種關係，包括家庭、朋友，以及親密關係，一切都讓喬伊困惑不已。他繼續描述喬伊目前與長期伴侶的狀況，他描述他們所遭遇的困境與各種沉痾，簡直精確到令人瞠目結舌，喬伊解釋自己當時的反應：

那時候我根本嚇呆了。最後他還告訴我，我將遇見一位紅髮女士，她將領我走向健康之路。我把口袋裡的鈔票（泰銖）全掏出來給他，心臟狂跳地奔回旅館。那晚我當然難以成眠，以往抱持的所有信念突然都瓦解崩裂。

喬伊回到工作崗位的第一天，就告訴一位同事自己碰到神奇算命師的事情，這位同事立刻打開行事曆，拿出一張名片交給喬伊，並說名片上的人是當地的能量治療者，她的聲譽卓著，然而同事從未親眼見過她。喬伊立刻發電郵給這位女士，告訴她算命先生的事，並問她：「妳就是我生命中那位紅髮女士嗎？」她回答：「沒錯，我就是！」喬伊立刻跟她約好下星期看診，當時他已排定十天內進行化療。

喬伊發現這位治療者是個充滿活力的年輕女性，有著一頭閃耀著洋紅色澤的頭髮。這顏色差不多了，他開玩笑心想。他告訴對方自己末期肺癌的狀況。她建議建採取一種能量治療來淨化他的脈輪，使能量能夠重新整合。接著的一小時，她一邊輕柔甩動他的雙臂、雙腿與軀體，一邊訴說他的健康情形。喬伊描述：

> 當她為我的身體進行治療時，問我是否相信輪迴轉世。我回答說那是一種可能性。她說我的伴侶跟我曾有好幾輩子共度之緣，而我們約定此生要同甘共苦。若回顧我們倆經歷的崎嶇感情路，這番話聽來頗有道理。她解釋，萬物都是由振動能量（vibrational energy）所組成，肺癌往往是由於無法釋懷的憤怒與憎恨所致。

治療結束後，喬伊雖然心存懷疑，但身體比剛來時輕鬆許多，所以他決定下週繼續約診。同時，他閱讀了一本治療師推薦，關於死亡與瀕死經驗的書《與神談生死》（*Home with God*），這是尼爾・唐納・沃許（Neale Donald Walsch）所著。他發現這本書非常吸引人，三天就讀完。喬伊解釋道：

> （這本書）描繪的上帝，對我來說合理多了：他是一位帶著無限的愛，而不是我小時候所知那個充滿憤怒和報復

> 心態的神。如今我認為，人以自己的形象來創造神，而不是神創造了人。

隔週喬伊開始接受化療。可是腫瘤科醫師建議他再做一次電腦斷層掃描，他們才能獲得更精準的腫瘤（位置）圖。掃描結果完全出乎眾人意料，因為跟他去泰國前所做的掃描圖相較之下，他的腫瘤已稍微萎縮。喬伊雖然震驚卻也受到激勵，於是問他的腫瘤科醫生：

> 「我們還可以再等六個月嗎？」醫生說：「我不建議你這麼做，因為你得的是極惡性腫瘤。」做切片手術的外科醫生告訴我，我是大笨蛋才會（延遲治療），因為不接受治療的話，我會在一年內死亡。

儘管醫生嚴厲警告，但萎縮的腫瘤讓喬伊有充足勇氣延後化療，同時繼續跟當地的治療師做能量治療。接下來半年他還嘗試朋友建議的其他治療方式，例如，他認識的一位女性朋友為他進行靈氣能量治療，他開始每週接受靈氣治療，也很享受治療過程。另外還聽朋友說，服用高劑量的維他命C能抑制癌細胞生長，他便開始服用，並飲用康普茶，因為聽說它有抗癌功效。

他透過一位密友介紹，去看一位全人治療者。這位治療者就像當初那位算命師，擁有特異功能，可精確告訴他關於其人生種種，與各樣的人際關係。但這兩位治療者都反覆提到他內心未經處理、被壓抑的情緒可能是疾病的肇因。喬伊從靈性書籍中還發現肺癌可能跟尚未處理的憤怒及憎恨有關，這讓他開始思考：為何自己的感情路總如此崎嶇坎坷？童年時期對於天主教那位上帝懷抱的罪惡感，是否跟他的癌症有任何關聯？抽菸致癌已是不證自明之事，但有關情緒的看法對他則是全新觀點，也更是微妙。

所以，在接下來六個月，他將全副心力都放在重組脈輪能量，服用維他命C與其他營養補充品，同時還將對父母或上帝的所有憤怒或憎恨情緒完全釋放。六個月過後，又到了要做電腦斷層掃描的時間，他滿懷期待腫瘤更為萎縮，但對不確定的結果忐忑難安。掃描結果令他興奮，因為腫瘤更進一步萎縮。他感到如釋重負，並對此正面結果振奮不已，便詢問醫生能否再度延後化療時間。醫生不解地搖頭，但同意他繼續進行「目前正在做的任何治療」。

接下來的六個月，喬伊繼續進行能量治療與服用營養補充品，閱讀更多靈性書籍，希望藉此釋放那些自幼在天主教家庭中成長，無形中深埋心底的羞愧、悲傷與對上帝的憤怒情緒。相反的，這些靈性書籍描述的是一位不帶任何論斷的上帝，並討論自我如何與內在神聖連結。六個月很快過去，又到了另一次電腦斷層掃描的時候。掃描結果再次顯示腫瘤又縮小了，他要求繼續接受能量治療六個月，以及重新尋求靈性上的意義。

此次，喬伊從閱讀靈性書籍進一步延伸到開始體驗靜坐靈修，目的是為了釋放過往糾纏的情緒。在此期間，他決定到住家附近的佛教中心參加十日靜默禪修。聽說這種禪修課程必須清晨四點半起床，一天靜坐 14 小時，它被視為是「開悟的捷徑」。對喬伊來說，開悟聽起來很棒，所以儘管他無法靜坐，還是報了名。他描述：「我參加過幾次靜坐，剛開始總是忙著壓抑各種妄念，接下來一大段時間都在想，要不去想好難啊。」

所有參加靜坐的人都必須安靜坐著，閉上雙眼，將心神專注於自己的鼻息，同時注意身體出現的各種感覺，並試著不對這些感覺有所反應。每當發現自己妄念紛飛時，就將注意力再放回自己的鼻孔。不出所料，這對喬伊來說非常困難：

> 第一天很辛苦。我沒有在坐墊上靜坐 12 小時的經驗。第二天情況更糟，我開始覺得全身細胞都湧出憤怒，要奮力抵抗才壓抑住那股想飛奔出去開車落跑、重回現實世界的衝動。現實世界實在比這裡好太多了。老師不斷讓我們做好準備，以迎接第三天才真正上場的內觀禪修。我說服自己必定能熬過這關，但內心的憤怒感仍沸騰翻滾，至於它到底從何處湧出，我根本毫無頭緒。

第三天禪坐時，學員要安靜地從頭到腳仔細掃描全身，喬伊卻做不到，因為內心有太多莫名的憤怒咆哮不息。到了第四天，他們必須參加一堂三小時的靜坐，期間身體完全不能動，就算感覺身體發癢或身體移位都一樣。這對喬伊來說依然很困難。才剛過五分鐘，他就顧不得規定開始搔撓背部強烈癢處。隔天情況也沒好多少，這次身體靜止只維持十分鐘，然後他又開始搔癢。到第六天事情終於有些進展，心頭那股無名火開始逐漸散去，他可以持續一小時完全不動。受此現象鼓舞，他終於自覺已準備好進入身體掃描階段。休息時間過後，他坐下來，找到舒適的位置，開始在心理層面掃描自己身體。經過約十分鐘的仔細掃描後，他突然開始感受到某種全然不同的美妙感覺：

> 我開始感覺身體出現輕微搔癢感。突然間，我瞥見眼皮下方掠過一抹微亮。在此亮光中，我只能以匯聚的能量之流（rivers of energy）來形容當時所見景象。就在見到此景象的同時，我還感受到這股能量之流澆灌全身。原先身體出現的疼痛和搔癢感，此刻都轉變為純粹喜樂的悸動。這種悸動約持續三秒。當我的身體開始移動，那股感覺再度湧現大約十秒，然後我就回到自己「真實的」麻痛癢等感受。我心想，剛才發生了什麼事？我從未體驗過如此不可思議的感覺！在剩下的靜坐時間裡，我狂熱

地掃描全身卻徒勞無功。當晚我帶著無與倫比的寧靜與喜悅安然入睡。我剛才是出現幻覺嗎？還是體驗到上帝的同在？無論答案是什麼，我只想要更多。

喬伊急著想更加了解這種能量之流澆灌的經驗，於是隔天便與禪坐老師單獨會面。他告訴老師自己經歷的福佑體驗（blissful experience），並對於這種只是驚鴻一瞥的感覺懊惱不已。老師微笑向他解釋，許多人靜坐多年都不見得有此體驗。

我問他：「我當時是體驗到上帝的同在嗎？」他微笑說：「有些人可能稱之為上帝。」並繼續解釋我所體驗到的境界已然超越肉體限制，進入心靈層面的本質存有（生命）。佛陀教導眾生，我們既不等於此身，亦不等於此心。「要觀照自己的心。」（佛陀如是說）。

老師繼續對喬伊解釋，當自己的心把某些事物標示為「好的」，便會開始渴欲它，於是內心更深處就會產生各種渴求的想望。當我們的心將某些事物看成是「壞的」，就會試圖避開它。因此，由於喬伊的心已將此種喜悅（福佑）的禪修體驗視為「美好的」，便開始心有所求，那麼更深層的心靈就會以此經驗給出回應：不斷渴望那種喜悅的體驗。最後老師建議他，不要對任何經驗做論斷或貼標籤，只需單純去感受它們，並持續進行就好。儘管老師給喬伊這麼明智的建議，但要他不再渴望那種感覺實在很難。他說：「你怎麼可能不渴望上帝親臨的美妙？」如今他認為靈修經驗是他人生體驗中最艱困也最天翻地覆的事情：

> 如今我明白，我（在靈修過程）所體驗的一切憤恨與狂怒，都是針對上帝的憤怒……從我有記憶以來，就把生命看成是（必須）無盡忍受的經驗。雖然我也曾體驗許多快樂，欣賞生命中各種積極的事物，但我的眼睛永遠只看到那還沒裝滿的半杯水。由於習慣把注意力都放在負面事物上，把自己生命的正面能量完全抵銷掉了。如今我相信，這種消極態度的根源是我自小就被教導我跟上帝是分離的，從而種下肇因。現在我明白，如果上帝就是（宇宙的）最初與最終，那麼這當中必然也包括我在內。除非是我的理智從中作梗，否則我絕不可能與上帝分離。

靈修的體驗幫助喬伊完全釋放內心的悲傷、羞愧以及憤怒情緒，他明白自從童年期深感被上帝離棄後，就已悄悄開始醞釀這些負面情緒。此外，在靜坐中經歷能量之流澆灌全身那短短十秒，讓他相信每個人內在都具備神聖能量。最後老師的教誨讓他相信，在決定人生的風景是令人「喜歡」或「討厭」這一點上，念頭與情緒扮演著相當重要的角色：

> 如今我相信，上帝賦予我們自由意志，讓我們隨心所欲

> 創造自己的生活與世界……若你專注於負面事物，看到的世界就是負面的，儘管周遭發生的是正面之事。若你的注意力放在正向的事物上，那麼即使人生不如意之事依舊，正向能量還是無所不在……我發現到，我一直掌控自己生命中發生的每件事，這種念頭基本上就是我的態度與想法的主軸。我們創造世間萬物。這世間並無任何實質的東西——一切都是由振動的能量所組成。是你自己的心靈創造出眼前的山河大地。所以，我們就是上帝的實境秀（reality show）！（大笑）

換言之，喬伊相信念頭是振動的能量，這種振動會影響其周遭所有事物，包括身體細胞。例如，當我詢問他認為身體療癒的主要原因是什麼，他立刻回答：「我的心態改變。」當我問他造成其癌症的可能原因時，他毫不猶豫回答：

> 我透過自己的念頭、自己對於生命普遍的消極態度而創造出癌症。我感到人生無望……我相信我的理智一直讓我對於無所不在、已經存在於內心的神視而不見……如今我把生命看成是一種需要去經歷的體驗，而且我擁有的比我需要的還多。我明白自己該放下過去，並且珍惜讓我走到今天這一步的所有經驗。我不再覺得自己與上帝分離。我處處都能瞥見上帝的身影。我在每個碰到的人臉上看見上帝，我在自己的倒影中看見上帝。

經歷這種生命轉捩點的靜坐體驗，使喬伊一直專注於放下過去生命所累積的一切憤怒與悲觀態度，對於當下面對的所有事物都保持正面態度，同時仍然享受每週一次的靈氣治療，每當累積足夠假期便去旅行。他還是每半年就做一次電腦斷層掃描，到目前為止，結果都顯示他的腫瘤不是持續萎縮，就是持平發展。儘管腫瘤並未完全消失，但從診斷至今都未帶來任何問題，如今已經過五年。

喬伊的腫瘤科醫師承認，他對於喬伊的末期癌症為何未按照應有的方式發展感到十分驚訝，並且鼓勵喬伊繼續進行「目前正在做的任何事」。而那個當初警告他若不接受常規醫療就會在一年內死去的外科醫生，每當見到喬伊到醫院進行每半年一次的掃描檢查時，都會不解地搖搖頭。喬伊描述自己這種新的生活方式，是以半年為單位漸次構築而成：

> 我想自己終究會死於癌症，但現在我還沒準備好。所以，每次做完電腦斷層掃描，如果安全無事，就開始計畫另一次旅行。這有點像是推動我前進的力量。我想，當我已看盡人世風景，或許事情會有轉變。誰知道呢？（大笑）

當訪談接近尾聲，喬伊說這些話時，我開玩笑地說，或許他會如自己預期真的死於癌症，但最起碼他得活到88歲才行。

喬伊是我所見過最風趣、樂觀的人。所以我真的很難想像他描述自己在罹癌前那副悲觀、心力交瘁的模樣。不論每個人對宗教、抽菸和同性戀有何看法，真正重點仍在於，一個末期肺癌病人在捨棄常規醫療情況下找到療癒自己的新方法，光是這點，這案例就值得探究。

行動步驟

要釋放深藏於身心靈系統中的各種壓抑情緒實非易事，尤其我們不見得能察覺到自己所執著的到底是哪種情緒，或明白此情緒從何而來。如果本章能夠激勵各位清除過去累積的情緒包袱，目的在於促進你的免疫系統與增進快樂，以下是一些實用的建議：

- **養成寫心情札記習慣**。這是認知行為治療中常見的家庭作業，它是一種心理治療，要求我們仔細檢視自己各種潛在的念頭，以及隨之而來的情緒反應。著手進行心情札記時，在每天中午與睡覺前花些時間寫下當天所有與情緒有關的事件，包括正面與負面的，連續進行兩個星期。然後試著寫下在你察覺那個情緒前，內心所浮現的念頭。認知行為治療認為潛在的念頭會導致快樂和悲傷的感受，但許多人都無法察覺自己潛在的念頭是什麼。

例如，飽受沮喪之苦的人，當他們開始寫心情札記後，往往驚訝地發現自己最常浮現的潛在念頭是：**我是個搞砸所有事情的失敗者，或這個世界本來就充滿危險**。這時候，只要去找一位優秀的認知行為治療師進行諮商，或運用認知行為治療工作手冊，便能幫助你釋放那些不再合宜的潛在信念。

- **列出充滿情緒的人生片段**。找個夜深人靜的時候，寫下自己過去所有充滿情緒的片段，盡量往前回溯，包括正面和負面事件。寫完後，仔細檢視內容，盡可能回想當時完整的情況（可能需要準備面紙）。然後，當你準備好進行你專屬的焚燒儀式，就把那張紙燒掉；藉此讓自己在心理層面把那些事件殘留的所有壓抑情緒都加以釋放。
- **每天練習寬恕**。每天早晨醒來，想起某個過去或現在認識的人，然後寬恕他，即使是為了芝麻小事。若這麼做有幫助，你可以每天寫下人名。如果你找不到需要被原諒的人，那就原諒自己先前可能犯下的任何錯誤。
- **參加壓力管理課程**。找住家附近或上網報名參加四到八週的壓力管理課程，好讓自己專注於這項重要的生活技巧。有個頗受歡迎的課程叫做正念減壓（MBSR），是將靜坐融入傳統的壓力管理技巧中。
- **去找另類治療者和治療師**。如果在你的社區有合格的能量醫療者或心理治療師，至少在短期內尋求他們協助，治療目標是決心釋放所有過去被壓抑的情緒。特別針對此目標而設計的能量治療模式包括：能量肌動學與身心傳訊系統（BodyTalk system，與自己身體對話的一種治療模式，譯註）。

- **嘗試催眠或眼動減敏重整療法**。為釋放身體意識層面遺忘的情緒（例如：童年的意外或創傷），可能需要運用催眠或眼動減敏重整療法（一種包含眼球快速轉動、減敏與重整的催眠形式）。你需要找到具備資格的治療師，但若能藉此釋放在意識層面難以察覺，卻對身體健康影響甚鉅的壓抑情緒，那麼辛苦是值得的。

本章欲傳達的主要訊息是：我們並非不應該去感受恐懼、憤怒、哀傷、壓力等情緒，而是應該嘗試不讓自己執著於任何情緒——無論正面或負面——過於長久。我們應該讓各種情緒如同浪濤拍岸般，自在來去。在人生中任何時刻，我們都可能感受到悲哀、恐懼或憤怒等情緒，這些都在所難免，也是當時處境下真情流露的表現。從喬伊與其他倖存者與治療者身上，我學習到這些情緒都不應該被深埋於內心，因為這會對健康產生負面影響，尤其是免疫系統。

情緒是人類生活的基本面向；是構成人類生命樣貌的重要部分。治療的目的並不是要大家強顏歡笑，永遠表現出百分百歡樂的樣子，而是學會不執著於各種情緒——無論正面或負面——只是讓它自在出入我們的身體，如此我們就不會把過往的包袱帶到現在，而在人生每個瞬間都能夠體驗到嶄新的情緒。

Chapter 6

增加正向情緒

人生的目的就是快樂。
——第十四世達賴喇嘛

美好生活的祕密可能只是簡單的兩個字：快樂。當人們感受快樂與愛意（loving）時，身體會充滿抗癌的免疫細胞，情緒壓力與煩惱跟著煙消雲散，無論人際或職場關係也會更上層樓。我研究過的倖存者都很努力想了解，如何才能讓他們在生活中每個當下感受到更多的愛、喜悅與快樂。很重要的一點是，本章所要探討的主題，與釋放身體所隱藏的各類情緒：壓力、恐懼、憤怒、懊悔，以及哀傷等極為不同。釋放過去被壓抑的種種情緒，不見得就能讓現在的你感受更多正向情緒，不過它確實是為實現此目的進行的鋪路工作。

我們將在本章中探討正向情緒的內容，及其對免疫系統產生的影響。接著會討論促進正向情緒的兩個重要關鍵，然後要閱讀一位癌症第四期病人的療癒實例，她認為，每天保持內心喜樂是治癒疾病的良方。最後，根據從訪談對象身上所學到的功課，我將告訴各位如何找到人生快樂的簡單處方，讓大家每日都能沐浴在更豐盈的喜悅與快樂中。

何謂正向情緒？

完全緩解者每天都想感受到的正向情緒是：快樂、喜悅與愛。大多數人對「快樂」與「喜悅」的定義都有共識，但本章所說的「愛」，需要更深入解釋。

在本書中討論了三種類型的愛。第一類是：當你愛自己、你的生活與其他人時，由衷生起的感覺。這是從你內心湧現的愛的感覺，你再將它投射到生活當中。第二類是：從他人接收到的愛；又稱為「社會支持」。我刻意區隔這兩種愛——你**給予**自己和他人的愛，相對於從別人身上所**接收**的愛——因為我的受訪者在討論時，都知道這是兩種截然不同的行為，而且並非每個人都擅長這兩種行為。最後，是在第八章才討論的第三類：無條件與靈性層面的愛，這種愛沒有任何分隔感，更無人我之別。

本章重心放在第一類的愛，是我們在生活中創造出來並願與他人分享的愛、快樂，以及喜悅。愛瑞・麗芙妮（Efrat Livny）是專注於第一類之愛的完全緩解者。她在 49 歲罹患卵巢癌第三期，諷刺的是，那時她剛從高壓職場退休四年，目的是為了更充分享受人生。她運用的治癌策略包含常規醫療與另類療法，但她認為增進正向情緒才是最重要的步驟：

> 從一開始踏上癌症之旅，我內心就很清楚我不是在向它宣戰，而是想盡方法學習如何跟人生中這位不速之客交朋友。我了解當務之急是努力找回生命中的感恩、喜悅以及樂趣，自己才可能撐下去。對我來說，化療對我是很大的挑戰。當我準備接受初次化療時，明顯感受到內心的恐懼感在抗拒。不知怎的，此時的我竟覺得，自己若是穿對鞋子，情況可能會完全翻轉。於是我為自己買了一雙紫色的 Converse 高筒鞋。每當踏進化療室，那雙鞋

> 就打從心底讓我很開心……就是這類生活瑣事——涓滴累積的喜悅、樂趣、慈愛與感恩——成為我真正的治病良方。

如今愛瑞已脫離癌症超過 12 年，她的生活至今仍充滿喜悅、愛與快樂情緒。許多完全緩解者都跟愛瑞一樣，認為正向情緒對身體的療癒無比重要。來自中國的靜坐老師與針灸醫師李欣（Li Xin）也抱持同樣看法，她對病人提出以下建議：

> （癌症病人）不應把全副精神放在治療上，而應專心改善自己的日常生活。當他們改變了，人生也會隨之轉變……即使化療和放療讓身體虛弱不堪，還是要盡量找時間外出，參加靜坐或練習氣功，反正盡量做充滿生命能量的事就對了。

對愛瑞和李欣來說，以各種方式在日常生活中體驗更多快樂與喜悅，是療癒過程很重要的一部分。

感受正向情緒對身體有何影響？

現今科學研究已經了解心靈與身體之間直接又強烈的關聯。首先，根深柢固的信念讓我們感受到諸如恐懼、壓力、喜樂等情緒，這時我們腦中會立刻產生激素，這些激素又會告訴我們的身體該有何反應。當我們感到恐懼和壓力，激素就會告訴我們的細胞該戰鬥或逃跑。當感受到喜悅和愛，激素會告訴身體應去修補破損的細胞、消化食物，以及治癒感染的部位。在第五章我們曾學到這兩種反應模式是互不相容的——身體要不是處在戰／逃模式，就是正在進行修復療癒，兩者無法兼顧。所以，為了讓身體轉換為治療模式，首先必須停止戰鬥或逃跑模式，釋放被壓抑情緒便是達到此目標最有力的方式。

一旦身體脫離戰／逃模式，自然會開始進行修補細胞與自我療癒的過程。我們可透過努力感受正向情緒（愛、喜悅和快樂等）來「擴大」療效，就像調高音響聲量。那是因為正向情緒就像身體系統所需的燃料。一旦你感受到愛、喜悅與快樂，腦中的內分泌腺體就會釋放大量療癒激素進入血管，包括血清素、鬆弛素、催產素、多巴胺、腦內啡。[1]這些激素會立刻跟體內的細胞交流，要求它們做下列事情：

- 降低血壓、心跳，以及皮質醇（壓力激素）。
- 促進血液循環。
- 讓呼吸變深，讓每個細胞獲得更多氧氣。
- 減緩食物消化速度，幫助身體吸收更多營養素。
- 增進白血球及紅血球的活動量，提升免疫系統。
- 促進自然殺手細胞活動量，幫助免疫系統抗癌。
- 清除體內所有感染。
- 偵測癌症與消除癌細胞。

臨床研究記載著所有這些驚人的身體變化，研究人員讓受試者看喜劇錄影帶，記錄他們在觀賞前後免疫細胞數量的差別。[2]上面列出的八點之所以與癌症病人息息相關，是因為已經證明它們能夠顯著提升免疫系統消滅癌細胞的能力。[3]研究顯示，連開懷大笑都能讓經歷化療的病人增加免疫細胞的數量。[4]類似研究亦顯示，生病的人若整體上以正面態度對抗疾病，與悲觀的人相比，前者的壽命明顯較長。[5]換言之，種種研究都發現俗諺所言不虛：快樂的人活得更久。

我研究一位來自夏威夷的靈療者穆瑞莉（Murali），她堅信正向情緒具有提升免疫系統的力量，她建議所有病人把內心的愛直接傳達給自己的癌細胞：

> 一旦你對於（你的癌症）放下抗拒有怡然自得之感，接著心中刻意產生越來越多愛的感受，然後從心靈之眼將它們直接（傳送給癌細胞）……你的身體並不知道愉悅感受帶來的真實微笑——如觀賞喜劇時不自覺地笑出來——和刻意的笑臉有何差別，當你開始微笑，猜猜身體會發生什麼事？腦內啡！會出現大量美麗、可愛的腦內啡，然後所有充滿療癒的訊息，傳達給全身細胞……此情此景若能具象呈現，你會看到這種令人感覺愉悅的腦內啡遍布於全身血管，讓我們創造出更豐沛的愛的能量。

當穆瑞莉在訪談中建議此方法時，我向她解釋，許多癌症病人擔心若將愛傳送給自己的癌細胞，可能促使其更快速生長。她立刻回答，以此方式將愛傳送給癌細胞，實際上是幫助修復細胞，使它們回復到自然、健康狀態。她的假設相當正確，我們已知腦內啡能藉由減緩體內發炎與促進受損細胞周圍的免疫細胞活動，來提升受損細胞的修復功能。[6]

我訪談過世界各地的許多人都同意穆瑞莉的看法，認為癌細胞只是受損的健康細胞需要修復。西方醫學界接受癌細胞是因病毒、細菌感染或基因突變以致受損的看法，但認為癌細胞難以修復，因此消滅它們是唯一選擇。過去數百年來所有關於癌症的研究，目標都是想找到消滅癌細胞最有效的方式，無論是化療、放療或手術皆然，原因正是在此。

可是，關於受損癌細胞是否能恢復成健康細胞這個主題，一向很少人研究。然而，近來至少有一項突破性研究可能證明這些治療者觀點正確。在此項研究中[7]，研究人員把一批自願選擇不立即接受治療的攝護腺癌病人隨機分成兩組，他們對第一組受試者進行「觀察等待」，即病人不接受治療，而是受到密切觀察。第二組受試者接受另類治療計畫，包括飲食中包含大量蔬菜、每天運動、學習釋放壓力與增進快樂的情緒練習。過程中兩組人都受到密切監控，若有人癌症突然發作，便立即退出此項計畫，開始接受化療。

在觀察等待組的受試者中，有六位男性癌症突然發作，須中途退出並開始接受化療。在另類療法那組，卻沒有任何人有癌症復發跡象；事實上，其腫瘤標記平均下降 4%，但觀察等待組的標記增加了 6%。令人印象最深刻的或許是某項後續研究發現：在另類治療組中，先前攝護腺癌基因已開啟的人，現在那種基因卻被關閉——只經過三個月另類治療便得此結果。[8]換言之，研究顯示，透過參與另類治療計畫——包括促進正向情緒——攝護腺癌病人就能夠關閉他們的癌症基因，降低原本存在於體內的癌細胞數目。

儘管另類治療的效果到底是幫助免疫系統消滅癌細胞，還是讓癌症細胞恢復成健康細胞，目前尚無定論，但本章提到的所有研究都告訴我們，透過增進正向情緒以強化免疫系統，能對身體抗癌產生極大助益。

快樂是一種習慣

當完全緩解者對我表示他們多麼努力去感受生命中更多的愛、喜悅與快樂以協助身體恢復健康，彷彿是在談潔牙或運動那般自然：因為他們已把快樂視為必須每日鍛鍊的習慣，如此才能獲得預期的效果。這是個重要的概念，因為我們文化中大多數人都認為快樂是一種生來就具備或缺乏的東西，所以他們的人生侷限於黑白二分的困境：一個人若非樂觀者就是悲觀者。我所研究的倖存者與治療者可不會同意這種觀點，他們認為，只要願意每天學習如何去感受快樂，所有人都能體驗生命中各種快樂。

我研究的大多數完全緩解者在初聞罹癌消息後，要有快樂的感覺幾乎是不可能的事。然而他們很快就了解到每天深陷恐懼深淵，既痛苦又無助於提升免疫系統功能。於是，剛開始他們必須強迫自己做些逃避恐懼、帶來歡樂的事情，即使只是短暫的。例如：有些人會觀賞 Youtube 的滑稽影片、參加下午的瑜伽課，或打電話給喜歡的人。藉由刻意增加這類活動，一點一滴提升日常生活中的快樂指數。他們發現，透過每天安排各種帶來歡樂之事，能讓自己更快有喜悅感，愉悅的效果也更持久。這些令他們開心的事能產生類似止痛藥效果，明顯改善他們的情緒。

「艾倫」是個經常專心於增進自己正向情緒的癌症倖存者。他年僅四十就被診斷出頭頸癌第二期，他同意進行頸部腫瘤切除術，但直覺告訴他不要接受建議的後續化療與放療，令他的醫生極為震驚。艾倫決定進行密集的自我療癒計畫，包括專注於自己的情緒：

> 我的生命經歷巨大轉變。當我體驗到自己的存在出現翻天覆地的轉變，想法與情緒也變得截然不同……我對自己的孩子、對自己，還有「當下」此一瞬間，生起前所未有的珍惜感……我（對世界）產生新的看法，透過強烈的心靈觀照與探究，在意識層面達到某種境界轉換的體驗。這種特殊體驗對我的整個生命產生強烈瀑布效應（cascade effect），一切都不再一樣。

艾倫透過每天感謝當下發生的一切，讓心中充滿愛與感恩的情緒，這股力量終於強大到足以讓他的整個生命變得更好。再加上其他改變的助力（例如飲食），艾倫的癌症消失至今已經五年（仍持續中）。

同樣的，巴西的薩滿靈療者卡洛斯・索爾（Carlos Sauer）也把隨時感受快樂當成每天必修的功課：

> （你帶著）全新的眼光注視太陽，或嶄新的一天在眼前展開，然後內心讚嘆，「神啊，感謝祢。偉大的造物主啊，全心感謝祢，賜給我如此美妙的一天。我從未見過如此美景。這是嶄新的一天！今天將會是很棒的一天。它已經是的很棒的一天了。」……我們唯一擁有的東西就是今天而已——就在此時此刻——因此，我要盡己所能享受今天的每個瞬間……讓身體維持良好健康與快樂息息相關，你的健康跟快樂密不可分。

跟我訪談的許多治療者一樣，卡洛斯相信每天涓滴累積的快樂，是身體所需的重要「良藥」。

你不必隨時都感到快樂

請記住，下定決心讓自己每天至少五分鐘感到快樂，跟一味要求隨時隨地感到快樂才能增進健康是兩回事。從心身醫學運動衍生出一種不幸又誤導人的現象：許多癌症病人在沮喪或害怕時會產生罪惡感，因為他們知道這些負面情緒會削弱免疫系統。你能想像自己必須隨時感到快樂，會造成內心多大的壓力？尤其是當你面對威脅生命的疾病時。

壓力、恐懼、悲傷以及憤怒，確實會對免疫系統產生負面效應。但若以虛飾的正向樂觀，加上莫須有的罪惡感，來掩飾真實的恐懼，我就完全難以理解了。因此，許多完全緩解者與另類治療者都相信，無論正面或負面的情緒，都應該全心去感受並釋放它們，了解這點真令我感到萬分欣慰。這麼做不僅能體驗所有的情緒，還能讓我們有更多機會去體驗各種情緒波動間隙呈現的真實快樂感受。學步的嬰兒最能呈現此種境界，他們在前一刻暴躁憤怒，經一陣哭鬧發洩後，不久便雨過天青，恢復快樂模樣。

我所見過的完全緩解者都曾經歷過好幾天，甚至長達數月充滿痛苦、恐懼或哀傷的煎熬。在面臨死亡威脅時，這些都是正常的反應。然而，即便在生命最艱困時刻，他們仍努力在雪泥鴻爪中搜尋生活中的快樂與歡笑。有一位倖存者就是以靈巧方式奉行此原則。珍妮・雅克森（Janet Jacobsen）在 60 歲時被診斷出子宮癌，令她相當震驚，因為當時她感到無比快樂，飲食健康又規律運動。經過幾年營養補充療法與常規醫療，包括手術、化療與放療後，很不幸癌症仍再度復發。此時她下定決心要盡最大努力治癒自己，同時潛心鑽研各種另類療法。三年後（仍在持續），珍妮領悟到在整個療癒旅程中隨時保持幽默與嬉戲心態的重要性，尤其當負面情緒出現時：

> 當我陷入消極心態時，遊戲是很好的轉移（情緒）方法。當我察覺自己充滿憤世嫉俗心態，便把它拿來消遣一番。我給它取名叫悉妮（Cynny 即 cynical 的暱稱，譯註），然後誇大她的滿腹牢騷。我要把她揪出來！讓她無所遁形。這當中摻雜著嬉鬧與虔誠氛圍，是種亦莊亦諧的心情。但這一切只是純粹好玩。

跟許多完全緩解者一樣，珍妮也發現：憤世嫉俗與樂觀只有一線之隔，只需稍微轉念，人生就能更優游自得且游刃有餘。

我們已經討論過正向情緒，以及當你把正向情緒當成日常習慣時，為何它們能大幅提升你的免疫系統功能。現在我想跟各位分享莎蘭妮・羅絲珀（Saranne Rothberg）的療癒故事。莎蘭妮是乳癌第四期倖存者，她允諾自己無論在治癌旅程中得度過多少難關，每天至少要有兩次感受到快樂滋味，還要每日奉行不渝。各位將發現，其實她也運用了本書提到的其他八項關鍵因素。但她認為強化正向情緒是讓自己成為倖存者最主要也最關鍵的動力。

莎蘭妮的故事

1993 年，莎蘭妮在 29 歲時喜獲愛女蘿瑞兒。儘管充滿為人母的喜悅，仍得面對來自各方的壓力：緊張的婚姻關係，眼盲的母親，年老的父親，還有近日病倒的祖母，此時的莎蘭妮在電視台擔任顧問一職。同時間，她還因哺乳而引發乳房感染。往後數年，她歷經母親與祖母相繼過世，以及離婚的痛苦煎熬，這些都讓她心力分散，無法專心治療每況愈下的「乳房感染」問題。

1999 年，當莎蘭妮在六年內求診過 11 位醫生後，終於得知確切的診斷：是惡性乳房腫瘤而非乳房感染。起初，醫生告訴她可能是乳癌第二期，且未出現明顯淋巴結。但進一步檢驗後很快便證實了最糟糕的情況：實際上是乳癌第四期：癌細胞不但已擴散至淋巴結，其主動脈上下方皆出現小規模病灶轉移，可能連頸部與脊椎都難以倖免。

莎蘭妮得知後，整個人簡直嚇壞了。當時是星期五午後，她得熬到下週一才能與另一位腫瘤科醫師碰面。而身邊除了五歲的女兒，她只能孤單地面對可怕的消息，如此山雨欲來的恐懼讓她覺得無法招架。然後，她突然間想起某些事：

> 我對諾曼・庫辛斯（Norman Cousins）的生平故事所知甚詳，明白幽默的療癒力量——用歡笑與幽默的眼光看待世間。所以，診斷結果雖讓我震驚，感到孤立無援，但

因念大學時我曾讀過諾曼寫的《笑退病魔》（*Anatomy of An Illness*）的摘錄本，於是急忙衝進錄影帶出租店，將架上所有單人脫口秀錄影帶橫掃一空。

莎蘭妮擦乾淚水，抱著一大疊錄影帶回家面對幼女。在跟保母換班後，她餵女兒吃飯和洗澡，盡快讓孩子上床睡覺，因為她很清楚自己淚水即將潰堤。待關上女兒房門後，她衝進其他房間崩潰大哭。該如何接受治療？誰會幫助她？往後的生計該怎麼辦？縈繞的問題不斷撞擊她的心。就這樣好一陣子，她抬頭望著錄影帶，瞧見艾迪・墨菲正回瞪著她。

我說：「好吧，這招要是對諾曼有效的話，那就來瞧瞧它對我是否也管用。」於是我把艾迪・墨菲的影帶放進錄影機，剛開始我整個人哭得歇斯底里，完全聽不進那些笑話和雙關語，更無法忍受那些笑聲。但我不斷對自己說：「既然這招對諾曼・庫辛斯有效，或許對我也管用吧。」終於，我逐漸聽懂那些雙關語的趣味，開始邊看邊大笑。然後，我笑得歇斯底里。我終於領悟到，其實人生的悲喜劇之間，差別真是細如一線。它們果真只是一線之隔！無論悲傷與喜悅眼淚的組合成分多麼不同，但它們畢竟都是淚水，都同樣具備洗滌心靈的效果。

莎蘭妮得到如此體悟，發現想讓自己心情從悲傷谷底翻升，其實沒有想像中困難——或許這就是諾曼當初的體悟。在觀賞這些錄影帶時，她發現開懷大笑似乎能讓所有悲傷與恐懼煙消雲散。所以，當晚她熬夜看完所有錄影帶，隔天早上女兒叫醒她時，她已經很清楚該做什麼了。她必須跟女兒合作，在生活中刻意營造喜悅與歡樂氛圍，以緩衝眼前所面臨的恐懼與治療的副作用：

> 我對女兒說：「我們每天都要跟歡樂有約。」她說：「就像約會遊戲那樣？」（大笑）我就說：「對呀！」然後我說：「妳要當我的幽默夥伴。因為要跟歡樂有約，所以我們每天都要讓彼此歡笑。」她說：「媽咪，我就像是個玩伴對嗎？」我含糊地說：「對啊！」這無心的童言童語深深撞擊我心。我是說，到底怎麼了？我怎會失去自己的玩伴？那些嬉鬧的聚會為何全消失無蹤了呢？自從離婚與搬家後，夫妻爭執不斷，那些支撐家庭的壓力——甚至包括撫養孩子——還有照顧生病的家庭成員，這些排山倒海的生活壓力幾乎將我生活中所有喜悅與歡樂壓榨殆盡。難怪我會得癌症！

所以，莎蘭妮要求女兒協助共同列出所有能夠讓她們開懷大笑的事情。女兒的建議包括：做鬼臉與發出怪聲、盛裝打扮、跳舞，還有說笑話。當莎蘭妮聽見女兒竟發出如此簡單的智慧之語，不得不停頓下來。自己成年後竟失去這麼多生命中單純的樂趣。如今面對乳癌第四期的她，下定決心非要找回往昔失去的歡樂不可，絕不再輕易讓它們溜走：

> 我們決定每天早晚各擠出一段時間讓自己真正開心。我們發現這其實很像到健身房運動——越是努力練習開懷大笑，讓生活充滿歡樂、喜悅與嬉鬧，它就越能融入我們的生活。當我們在體驗這段歡樂時光期間，周遭親友的反應都是，「哇！妳跟女兒過得好開心喔！（治療）雖在摧毀妳的身體，但瞧瞧妳們！還是手舞足蹈一同面對！」大家開始問我們……「妳們的祕訣到底是什麼？妳們是怎麼辦到的？」

當莎蘭妮從手術復原，準備進行第一次化療時，她想為自己舉辦一場化療喜劇派對。所以，她帶著氣泡水、紀念品與一些開胃小菜到醫院。她希望能有生日派對般的節慶氣氛，一種對生命真正的歡慶。起初，有些人抱持懷疑甚至防衛的態度。「得了癌症有啥好開心的？」他們提出質疑。然而，在六小時化療結束後，幾乎所有的人都開心參與，包括醫生、護士、家人、其他病人，甚至藥廠的業務代表。當她坐在化療椅中環顧那些笑容洋溢的臉龐，深知其實這場派對的歡樂氣氛比起在家裡舉辦的任何派對都毫不遜色。當下她的內心深有所悟：

> 當化療進行到一半時，我突然領悟自己的人生使命，好

像靈光乍現似的：我們應該發起一個叫做歡樂妙方基金會（The ComedyCures Foundation）的組織。它的電話號碼就是 1-888-HA-HA-HA-HA。我們要把歡樂、幽默，凡事笑看人生的態度與希望，散播到各種治療過程中。我們要幫助病人及其家人、支持者、醫療照護人員，幫助他們都了解到，你們可以將整個醫療環境重新建構，就算人生面臨如此巨大危機，我們還是能重建美好人生。你可以重建一個充滿希望、喜悅、歡笑、樂趣，以及嬉鬧的美好人生。

當天夜裡，因化療副作用使莎蘭妮不斷嘔吐，她一邊埋首垃圾桶，一邊在間隔休息當中，在床上寫下對歡樂妙方基金會詳細的計畫願景。結果這份計畫書成為她未來兩年半的生命領航燈，她的整副心力都專注於治療之外的事。

在接受密集西式醫療期間，她又接受兩次手術、44 次放療，以及近乎馬拉松式的化療，她運用各種心理、情緒以及靈性層面的技巧，幫助自己熬過各種難關。其中有一項技巧是遵循直覺，要讓生命中所有憎恨與憤怒情緒付諸東流，釋放過去被壓抑的種種情緒。她盡量不接觸那些會散發負面能量，或她形容為「寄生蟲式」的人，平日總是親近能讓她開懷大笑與感受到愛與被愛能量的人。她驚訝地發現這樣做帶來的明顯轉變：每當一天結束後，她整個人感到精力充沛，再也不會覺得自己死氣沉沉。這股嶄新能量讓她全心擁抱健康、美好與快樂這些正向的價值觀，努力重建自己的生活。

聽到莎蘭妮的生活產生如此巨大轉變，我不禁想起她先前的感慨，「難怪我會得癌症」。因此，我問她對於為何罹癌的看法時，她立刻回答：

> 其中當然有環境的因素，像是飲食應減少糖分或激素類的攝取量，住家不要離發電廠太近，不要抽菸等等。但以我自己，還有我私下所知道的一些例子來看，有太多人是因內心藏著太多未能處理的痛苦、創傷與憎恨情緒而生病。一旦我開始處理內心這些失望、恐懼的情緒，遠離充滿情緒毒素的人，癌細胞在我體內就再也沒有任何棲身之處了。

當莎蘭妮把這些負面的人際關係都清理乾淨後，接著開始處理與上帝的關係。在得知罹癌前，她就是個在靈性上渴慕追求的人，一旦癌症入侵她的生活後，她便積極展開與上帝的對話：

> 我真的是以此心態看待癌症的：若非我命中注定該明白某些事，或非得陷入此絕境，否則難以大徹大悟，投身救助世界任務，那我就不會得癌症了。所以，與其不斷自問：「為什麼是我？」實際上我經常說：「好吧，我

正全心傾聽。告訴我，我應該從此事當中學到什麼？祢要教導我什麼呢？我的癌症功課要如何讓這世界變得更好？坐在化療椅上的我應該得到什麼領悟，是我若沒罹癌就絕不可能體會的禮物？」

莎蘭妮拒絕將自己視為癌症受害者，而是渴望藉由深刻內省以獲得更大的心靈力量。她並未遷怒於上帝，而把心神專注於尋找神所給予的指示與線索，以明白該如何讓自己生命脫胎換骨。她把上帝視為生命中最重要的醫療指引，而她只需單單聆聽——心靈深處的聲音——神聖的指引。當她以此方式傾聽，神的回答往往很清晰地傳入她心中：

我領悟到自己的癌症是一記警鐘——癌症，以及它帶來的痛苦，都是命中注定會出現的一段旅程。所以，當我面對人家告訴我：「妳得了癌症，只剩下不到五年生命，妳的癌症無藥可醫。」這些挑戰時，可以挺身而出面對這些說法，「誰說的？我才不吃這一套！我才不要認命，跟著人家演這齣悲情戲碼。我有足夠的力量與專注力、足夠的自律和理由活下去，憑藉神的幫助，我就能找到方法。如果我把這件事看作喚醒生命的一記警鐘，讓我能全心投入人生使命，那麼我就不需死亡，我只要按照鐘聲的引導即可。」

支撐莎蘭妮走下去最重要的理由是女兒蘿瑞兒。莎蘭妮的母親與祖母都已過世，她唯一的心願就是撫養女兒長大。因此她願意嘗試「任何可能的方法」讓身體好轉，無論那些方法聽起來多麼瘋狂，這種正向、開放的態度讓她對一切新方法都充滿雀躍與希望之情，而非灰心喪志。朋友的兄弟認識某位治療師，某人舅舅是針灸師，或鄰居熬煮某種特別的藥草，她都積極嘗試，只盼能「喚醒她的免疫系統」，其中包括改採長壽飲食法，不過效果不彰。然後她開始吃大量蔬菜、豆類、優質蛋白質，同時降低糖、精製穀物、紅肉、咖啡以及酒類攝取量。她勇於嘗試這些方法，是因堅信其中必有一項能夠奏效：

> 我還相信透過信仰力量，隨時能夠讓癌症消失……當我開始研究與尋找其他直覺療癒或奇蹟復原的案例時，發現這其實並不罕見，一點都不罕見！那為什麼是我們？為什麼我們能得到這種（完全緩解的）恩賜？我領悟到的是，我傾聽與等待此訊息，我等待這份祝福。我聽見這訊息！聽見祂說：「去看這個醫生。」「去接受這種治療。」還聽見祂說，務必在生命的每個當下，內心滿溢喜悅與感恩之情。我想更重要的是傾聽，因為人們都不肯傾聽自己的內心。我們被各種感官刺激疲勞轟炸，不肯真正花時間去傾聽自己身體的聲音。但我專注地傾聽，而我聽見了。

然而莎蘭妮的抗癌之旅仍無太大進展，大多數人在這種時候可能早已心灰意冷。兩年半以來，她不斷接受手術、化療與放療，以及別人建議的各種另類療法，但癌細胞仍持續擴散。可是，幸好她決心每天至少都讓自己感受些許生命的喜悅，維持正面與樂觀的期待，相信事情隨時可能出現轉機。然後有一天，轉機果然出現。

當時治療已邁入第三年，她正準備接受第四次有生命威脅的手術。某天她家電話響個不停，因為達賴喇嘛的醫生——叫做耶喜丹敦（Yeshi Dhonden）的人——當天晚上會在 NBC 電視台的日界線（*Dateline*）節目，談他如何以西藏藥草治癒癌末病人。莎蘭妮當時並未收看，但她的朋友們都看了，於是她的電話響個不停，大家都告訴她一定得去看這個醫生。

可想而知，當晚有收看節目的人，幾乎都想跟這位丹敦醫生掛號約診，莎蘭妮也是數以千計等待名單中的一個。由於抱持樂觀不懈的精神，她決定詢問身邊所有人是否能幫助她見到這位達賴喇嘛的醫生。她每到一個地方，無論碰到任何人，都會詢問對方是否認識丹敦醫生。幾個月後，當她跟某個新罹癌病人談論關於歡樂妙方基金會的事時，她的積極態度終於得到回報。原來此人跟丹敦醫生身邊的核心人士頗有「交情」，於是就幫莎蘭妮預約看診。時間恰好就在預定接受手術的前幾天：

他們要我帶著尿液去紐約見達賴喇嘛的醫生，同時進行斷食。他手邊沒有任何我的病歷或檢驗報告。我與他促膝對坐。他為我把脈。他蹙額皺眉，一臉困惑的表情。然後他大笑，我也跟著笑。然後，他再度蹙額皺眉，抬頭望著我，透過通譯說：「妳很健康啊。」我得了棘手的第四期癌症，而他說我很健康！（大笑）然後我直視他的眼睛說道：「我知道啊。」他又說：「妳非常、非常健康！」我說：「我知道啊！」（大笑）

這位醫生的話讓莎蘭妮大受鼓舞，事實上她確實感覺很健康。她感到前所未有的快樂，因為她把營造快樂與喜悅當成自己每天最重要的生活目標。兩人經此簡短互動後，丹敦醫生開始很安靜地指著她身體不同部位。當她看著對方以不可思議的精準，指出以往或現在她的每個癌症病灶時，敬畏之情也越來越強烈。「他比掃描機還厲害。」她說，立刻期盼此人能幫助她：

然後他又蹙額說：「這是舊的（病灶）。」我說：「我知道。」然後他回我：「妳有耐心點好嗎？」我笑到不行，通譯又幫我告訴他：「我若能多點耐心，可能現在就不會得癌症了。」（大笑）他說：「西藏藥草發揮功效的方式與西藥不同。妳必須要有耐心，讓藥草在妳（身體）系統內凝聚功效。西藥療效很快，並且會摧毀細胞。中醫會

> 幫妳固本，讓妳的免疫系統產生能量，然後妳的免疫系統會對抗自體的干擾。」

有趣的是，耶喜丹敦從未說莎蘭妮罹患「癌症」，只說是她體內的一種「干擾」。這時，她急著想開始服用藥草，所以詢問丹敦醫生整個療程會如何進行。他說，她的癌症病徵大概會在一個月內消失，約三個月後，就能從她的斷層掃描看出腫瘤縮小跡象。莎蘭妮對於能真正治好癌症的可能性雀躍萬分，唯一擔心的就是費用問題。令她喜出望外的是，化療每天花費高達約 1,200 美元，但服用藥草每天只需 1 美元。

> 所以他問我是否願意服用他的藥草配方。我說，「先生，如果你現在就要我裸體站在自由女神像下，高唱美國國歌，我都樂意照辦。」（大笑）他大笑說：「不用啦，妳只要服用我的藥草處方就可以了。」（大笑）所以我開始服用藥草——就在短短 36 小時內，身體的幾個主要病徵便逐漸消失。他竟說需要一個月！

莎蘭妮透過服用藥草的經驗，開始詳列每當癌症活躍時身體可能出現的 26 種微細症狀，自行發展出一套完整表列。雖然她的西醫並不重視這份病徵表，但她對於其中透露的身體訊息深信不疑。令人驚訝的是，她服下那位西藏醫生的藥草才一天半，三種主要病徵即消失無蹤：極度疲勞、嘴唇灼熱感，以及病灶部位的搔癢與灼熱感。

這種出乎預期的進步讓她勇氣大增，於是她延後第四次手術，告訴醫生她只想服用藥草，同時會密切監控。他們很不情願地同意，要求三星期後為她做掃描檢查。結果顯示：那顆腫瘤的生長速度已減緩，但仍未消失。她試著把焦點放在至少腫瘤生長已減緩的事實，要求繼續服用藥草。六週後的掃描，結果真是讓所有人大吃一驚：腫瘤已完全停止生長，雖然仍未完全消失，但發展已趨停滯。此時，她對於藥草奏效的原因發展出一套自己的看法：

> 藥草的功效就是為了喚醒免疫系統的功能，使自己身體有能力對抗癌症……我的西醫治療方式是對癌細胞投震撼彈，想藉此驚嚇它們，等到身體從這種震撼中復甦過來，癌細胞又會重出江湖，且更加來勢洶洶，這樣是無法治好癌症的。因為無論我嘗試用哪種化療，都會讓身體對化學藥劑產生抗體。原先西醫就向我解釋，化療無法抑制我的癌細胞，反而會讓整個免疫系統崩潰。那是因我的免疫系統本就先天功能失調，因此癌細胞才掌握優勢。如今免疫系統又受到各種化學藥物抑制，癌細胞當然長驅直入大獲全勝，這只會讓免疫系統每況愈下而已。但當我開始服用藥草，身體免疫系統逐漸復甦……結果，免疫系統變得活力充沛。所以，你的治療方式若

是反其道而行，就會提升免疫系統功能，自然就減弱癌症的威脅。

果然不出丹敦醫生所料，三個月後莎蘭妮的掃描結果顯示，腫瘤確實開始萎縮，令她欣喜若狂——一直以來她所相信的事終於成真了。接下來的15個月當中，隨著健康持續好轉，歡樂妙方基金會也隨之蓬勃發展。在2001年，她服用藥草18個月之後，掃描結果終於帶來她日夜盼望的好消息：癌細胞消失了。莎蘭妮回憶腫瘤科醫師那天對她說：「千萬別停止妳目前正在進行的事情（治療）。」時，語氣帶著無限敬畏之情。

莎蘭妮一直沒停下來——無論是治療模式或方法，她本來就不需太多睡眠，如今精力充沛的她開始積極擴展基金會的業務。他們做的事包括：讓各種頂尖喜劇演員在許多免費的歡樂午餐時段，為醫院病人帶來歡樂。她還教導癌症病人如何以充滿喜樂、歡笑的眼光重新看待自己的人生，就像她生病時所做的事。即使他們的身體並未出現她那種完全緩解現象，但知道自己所做的能幫助他人提升其情緒與靈性層面的品質，依然讓她感到欣慰。最後，她仍不忘每日服用兩劑良藥：歡笑與藥草：

如果我察覺癌症有任何復發跡象，就會跟耶喜丹敦的工作人員碰面，或寫信給他們，他們就會替我更改藥草的配方，然後再觀察我的身體是否有反應，通常都會發生作用。過去幾年間，曾出現一兩次我感覺不到腫瘤縮小的徵兆，他就再度改變藥方。所以，我們藉由讓我的免疫系統保持在高度運作功能，不斷維持領先（癌症）。

儘管有些人讀了莎蘭妮的故事，可能認為是西藏藥草救了她一命，但她不同意這種看法。她認為在她遇見丹敦醫生前所採用的各種療法，才使得醫生對她說：「妳很健康啊！」

常有人問我：「妳真的認為歡樂是良藥？」我總是回答幽默治好了我的靈魂，給我力量戰勝肉體疾病。我對於生命的功課有所領悟，也明白諾曼・庫辛斯要教導世人的訊息。在我剛得知罹癌的那個週末，生命獲得某些正面的啟悟，我越研究就越發現，心靈力量確實超越肉體，歡樂與希望的力量更是凌駕肉體。所以，我認為讓我得到完全緩解與健康的絕非單一因素。我相信，由於心靈與精神能量效力驚人，因為我創造出某種氛圍——無論在情緒、靈性、醫療、人際等層面——都如此圓滿、豐富、健康、充滿喜悅……當我的免疫系統復甦（因藥草之故），身體其他部分也準備好隨之復甦。

自從莎蘭妮被診斷出乳癌第四期至今已超過 13 年，癌症依然沒有復發跡象，她已快樂再婚並育有三名子女，並興奮地親眼見到自己的女兒蘿瑞兒成為歌手／創作者，她正準備發行自己的第一張專輯。

莎蘭妮是採用常規醫療與互補療法兼容並蓄方式，讓身心靈獲得更強大治療力量的極佳案例。這種多元化治療方式不僅幫助她熬過多年艱辛的治療過程，同時在她的化療、手術、放療都完全失效時，還給了她其他選擇——如每日歡樂療法與西藏藥草。無論每天身體感到多麼虛弱或湧現多少恐懼，她在睡前至少會給自己五分鐘開懷大笑或快樂時光。她認為，正是因為養成每天都快樂的習慣，讓自己的身心靈在接受密集治療期間，生命力依然無限蓬勃。

行動步驟

許多癌症病人——以及許多想預防癌症的人——讀完莎蘭妮的故事後可能會懷疑，自己哪來這麼多力氣在每日生活中製造歡樂，更何況是面臨威脅生命的疾病之際。不幸的是，許多現代人實際上活得很不快樂，每年有兩千萬美國人飽受不同程度的沮喪折磨。[9]更糟的是，數以百萬計的人臨床上雖未表現出沮喪跡象，卻對自己的生活深感厭倦與不滿。這些情緒狀態對於免疫系統對抗疾病毫無幫助。

但莎蘭妮發現的好消息是把歡樂帶進生活，其實這不需花費太多心力，即使是處於抗癌過程的痛苦煎熬中。不過這件事確實需要相當的毅力，就像莎蘭妮每日都與歡樂有約，若你每天都賴在沙發裡，當然不可能得到健美身材；同理，快樂也不可能不勞而獲，你必須每天刻意做一些可為生活帶來歡樂的事。或許剛開始時會覺得有些勉強，但若持之以恆，堅持每天跟歡樂繼續約會，你的血清素很快就會流遍全身。

以下是許多完全緩解者的簡單建議，他們都運用過這些方法來促進自己的正向情緒：

歡樂處方箋

- **每天帶著笑臉或感激的心情醒來。**讓自己開心的一日之計，始於觀賞最喜愛的 Youtube 影片，訂閱每日笑話（Joke of the Day）電郵服務，或翻閱能讓你會心一笑的相簿（實體或電子檔均可）。或者，為使內心充滿感恩，在床邊放一本感恩日記，在每日起床之前寫下自己感恩的五件事。
- **過濾觀賞的電視節目。**現代人不斷受到資訊轟炸，其中大部分是負面並且會引發恐懼的資訊。確保自己每天只閱讀或觀看能讓你微笑或心生感恩的新聞，試著減少每天吸收的新聞量。如此一來，你可能發現自己仍能掌握時事，情緒卻變得更好。
- **檢視自己的娛樂活動。**除了新聞，也檢視你所觀賞的電視節目與電影。偵探與神祕謀殺片可能刺激驚險，但它們提升免疫系統的能力遠不如喜劇；它們往往會啟動人體的壓力反應。因此，在你每星期的娛樂表中至少加進一部喜劇節目。

- **跟有趣朋友作伴。**正如令人緊張的消息與誇張刺激的娛樂會觸發身體的壓力而非療癒反應，這樣的家人與朋友也會產生類似作用。所以，按照莎蘭妮的模式嚴格檢視你的人際關係，然後自問：「跟此人為伍會感到活力充沛還是筋疲力盡？」減少跟讓人疲憊的人共處的時間，多跟那些使你活力充沛的人在一起。
- **保持活力。**找到你能立刻在日常生活實踐並能帶來歡樂的活動。例如運動、到大自然健走、園藝、唱歌、跳舞、靜坐、攝影、下廚、打電話給老友、送禮物給人家、參加社區合唱團、上音樂課，或當志工。下決心參與一項實際活動，至少每星期從中獲得三次歡樂經驗（看電視不算）。如果你跟許多人一樣，跟生命中歡樂之事脫節已久，請拿出一張紙，寫下記憶中總是能讓你感到快樂的事，即使是年代久遠的事。然後檢視這張紙，自問其中有哪些是想再做一次的？若因某些理由你無法辦到（例如，身體太虛弱無法旅行），試著想想其他能帶來類似快樂的活動。例如，除了旅行外，你可嘗試新的餐館，或每週參加社區活動。

- **每晚檢查**。每晚睡前，自問：「我今天是否至少曾體驗一些歡樂時光？」如果有，請記住那個歡樂片段，對它心存感恩。若沒有，重讀第一個建議，在睡前請對自己微笑，或抱著感恩之心進入夢鄉。

本章傳達的肯定生命的訊息，其實非常簡單：若你正飽受慢性壓力之苦，你的身體無法自我療癒；只要下定決心每天至少花五分鐘感受生命的快樂，你就能提供免疫系統重要的燃料。我個人每天都試著在生活中尋找愛、喜悅與快樂的吉光片羽，我極力建議大家效法，因為每天感受快樂——即使只是短短五分鐘——對健康的影響跟任何良藥一樣重要。

Chapter 7

接受社會支持

在貧窮和遭逢各種不幸之時，
真誠的朋友是可靠的避難所。
——亞里士多德

人類天生就是社會性動物，這不是說我們喜歡聚在一塊閒聊以發洩心中不滿。基本上，人類需要彼此合作才能生存，從嬰兒時期開始就是如此。嬰兒是地球上最無助的哺乳類動物，需要完全依賴母親生存的時間，不僅是幾個月，而是好幾年；相反的，小馬出生幾分鐘就會走路。人類終生都需互相依賴才能存活，因為歷史證明，過著群居生活能保障個人安全與食物充足。

可是，最需他人援助莫過於生病之際。當我們生病時，心愛伴侶在旁照顧最理想不過——為我們煮熱湯、蓋被、打電話向公司請假，這些都是我們生病時，朋友與家人會提供的實際協助。然而，最近有些研究發現，所愛之人會以更細膩、複雜的方式對我們的身體產生助益。當我們身邊圍繞著所愛的人或寵物，那種被愛的感覺會促使身體釋放大量有益的激素滲入全身血管，[1]不僅能使我們情緒更舒暢，還能明顯強化免疫系統。[2]在生病時獲得他人的愛，確實有助於身體的自我療癒。

所以，接受來自他人的愛——「社會支持」——會成為研究完全緩解的九項關鍵因素之一，也就不足為奇了。本章將深入探討社會支持的重要性，重點在三個主要面向。雖然直覺上我們都了解支持的重要性，但對這個論點的各種看法仍須加以探究。接著會讀到凱瑟琳的自我療癒故事，若非接受他人的愛與支持，她絕不可能克服末期肝癌的挑戰。本章末尾會列出一些可以實踐的簡單步驟，希望有更多的愛與支持融入你的生活中。

獲得愛能幫助身體療癒

我所訪談的完全緩解者幾乎一致認為，在生病時若能得到他人的關愛，確實有助於身體療癒。有些人對此感到驚訝，因為他們從未期待愛會對身體產生有形的效果。有些人對於能夠獲得豐沛的愛與友誼感到難以置信，這些滿滿的愛不只來自好友與家人，還包括久已失聯的朋友，甚至只是點頭之交。

南希・麥凱（Nancy Mckay）是一位盡責的妻子、母親與牧師。在她 54 歲時，發現淋巴結中有轉移性黑色素瘤，醫生告訴她大約只剩一到兩年壽命。她拒絕接受此結果，於是自行擬定一項整合性醫療計畫，包括手術、實驗性癌症疫苗，再加上禱告與中醫的藥草治療。但最令她意想不到的是從四面八方潮湧而來的愛。

> 一位老友近來問我：「妳自認為能得到療癒的原因是什麼？」我直視他的眼睛，答道：「愛、禱告，以及好的實驗藥物。」他微笑細思我說的話，接著又問：「是按照這個順序嗎？」我略為思索後點頭說：「沒錯，就是按照這個順序。」我得到從各方湧至的愛——丈夫無條件力挺，女兒想盡快懷孕讓我有機會抱外孫，我服事了十年的教會，每位教友都寫信或打電話慰問我，遠方有人寄來柔軟的圍巾，並捎來溫暖問候，「願這條圍巾能帶給妳來自遠方愛的擁抱。」當然，我那兩隻愛貓窩在沙發，日夜

> 輪流陪我玩耍，根本不讓我有落單機會。在情緒最低落時，我的周遭洋溢著滿滿的溫暖與愛護。我因而領悟到自己再也不能埋怨沒人愛我，因為我得到愛，我被人所愛——甚至被我自己所愛。

自從醫生宣判南希只剩一到兩年壽命，如今已過了 20 多年，目前她仍然享受充滿愛與遠離癌症的生活。同樣的，我訪談過的許多另類治療者都相信，把愛傳達給生病的人，能大幅提升病人的體能狀態。丹尼・希瓦（Dane Silva）就是抱持這種信念的人，他是來自夏威夷的卡烏納靈療者，對於把愛傳送給病人有如下看法：

> 我踏進病房時剛巧聽到醫生對我的病人說：「除非妳答應讓我幫妳戴上這些維生器，否則妳活不過今晚。」那些機器是要讓她心臟跳動，並讓肺臟行使功能。但她沒答應。當醫生走出來，我便攔住他說：「還有任何方法或其他替代方案嗎？」他說：「喔，沒有。若她不讓我裝上這些機器，恐怕熬不過今晚。」我說：「嗯，今晚我會號召一大票朋友來這裡，因為我們相信還有其他辦法可行。」兩小時後我離開了；我回家去。所有朋友都聚集在病房裡，大家唱歌、說笑話、演奏樂器，玩得不亦樂乎。隔天早上，她就被轉到普通病房，然後出院回家。確實有其他替代療法。她不需仰賴機器維生。當我離開時，她

正躺在那裡，呼吸正常，心跳穩定，她的氧氣飽和指數近乎完美……是她的家人與親友，才讓她獲得在心理人際層面的療癒所需要的能量。

身為卡烏納靈療者，丹尼認為愛是一種高頻波動，能帶來健康的能量。他們相信，對生病的人付出愛——高頻率能量波——能幫助病人清除身體所有能量被阻塞的地方，並使其系統恢復平衡。

就科學立場而言，目前已有大量證據支持此看法：從別人那裡得到愛確實有益身體健康。首先，從一個更普遍的角度來看，研究結果一再顯示，擁有較多社會連結的人，跟社會連結較少的人相較，前者明顯更為長壽，[3]罹癌率也相對較低。[4]社會連結所帶來的健康力量，其驚人之處在於，比起運動、飲食，甚至喝酒或抽菸，它能帶來更多好處。[5]換言之，經常一起吃喝與從事休閒活動的緊密連結團體，即使他們吃的是垃圾食物、喝酒、抽菸，或不太運動，其壽命依然高於平均值（顯然，若你想過著最健康的生活，就要努力促進自己的社會支持網絡，並注重健康飲食，降低菸酒攝取量，勤做運動）。

若你正在對抗癌症，好消息是，穩固的社會網絡還能大幅提升你的存活率——平均提高 25%。[6]近來一項研究顯示，在治癌期間獲得較多社會支持的乳癌病人，能降低其死亡風險高達 70%。[7]若你是單身的癌症病人，別擔心，你不需要結婚生子也能從社會支持的療癒效應中獲益。研究顯示，擁有穩固的社會支持才是首要之務，無論其來自於兩位密友、30 個舊識或配偶，都無所謂。[8]

除了這類對於較大範圍的群體存活率所做的觀察研究外，研究者也對個體從朋友或家人獲得愛與支持的效益做了深入探究，以了解病人身體會產生何種變化。他們透過腦部核磁共振造影、血液檢驗以及唾液分析發現，獲得愛與社會支持，會顯著提升體內療癒激素的力量，如多巴胺、催產素（一種腦下垂體激素）、血清素，以及腦內啡。[9]這些激素透過傳達訊息讓身體降低發炎，促進血液與氧氣循環，增加白血球、紅血球、輔助型 T 細胞（helper T cells），以及自然殺手細胞的數量，來提升免疫系統功能。[10]這些轉變都能幫助身體找出並消滅癌細胞。這些研究告訴我們，完全緩解者與另類治療者早就明白的事實：來自他人的愛有助於身體療癒。

不要感到孤單

接受他人的愛與支持的第二個層面是，為了達成此目標，每個人有不同的作法，但整體目標是不要感到孤單。例如，對某些癌症病人來說，只要親密家人與朋友陪在身側，便不會感到孤單。對其他病人來說，朋友與家人雖能帶來些許安慰，但面對漫長的抗癌旅程，可能仍不免有蕭瑟孤寂之感。如果他們能參加癌友支持團體，以及特別為癌友開設的團體課程，跟其他有類似經驗的人建立聯繫，往往獲益良多。

藉由對完全緩解案例有更多了解，或更多跟他們面對面交談的機會，更是揮別孤單感的良藥。可是，我所諮商的病人中也有人覺得，當他們完全獨處時，才是心靈最豐盈的時刻，如完全融入內在的禱告與靜坐。無論以何種方法達成目標，共同目標就是不要感到孤單。

「麗塔」是一位圖書館員，被診斷出非霍奇金氏淋巴瘤（與黏膜有關的淋巴組織液）第四期，她找到許多讓自己不感覺孤單的方法，其中包括立刻尋求支持團體：

> 我參加支持團體是因為我從報導得知參加支持團體能增加存活率，凡是對其他人無法啟齒討論的事，在這裡都能百無禁忌地暢所欲言，沒有人會對你另眼看待……這正是我想繼續當健康的圖書館員的原因，我認為，我從所接觸的人透露的療癒故事中，能夠了解當自己罹患癌症，或處於前途混沌的狀態下，可能會發生哪些情況——人們會如何應付這些處境之類的事情。

其後三個月，麗塔從其他兩位醫生那裡得到不同意見，她努力增加社會支持，減輕壓力，她的淋巴瘤幾乎完全消失。麗塔跟她的醫生都對此逆轉驚訝不已，從那時起，她繼續維持相當良好的社會支持——經過八年多，她的癌症持續處於緩解狀態。

我研究過的許多治療者也都強調寂寞對病人健康的危害。例如，紐西蘭的傳統毛利人（Maori）靈療者木魯（Atarangi Muru）認為，來自社群愛的支持是奠定健康的部分基礎：

> 對大多數毛利人來說，健康的定義取決於其家族繁榮與否、生命平衡的程度、如何為社區貢獻心力、族中長老對生活的影響力、孩子是否過得健康與平衡等……現代毛利人維持健康的方式，大多數是透過部落聚會，像是我們的 kapa haka（動作誇張的表演），waka ama（木艇比賽），與各種地方運動賽事。毛利人很少會獨自從事運動；他們喜歡團體活動。

毛利人相信，身為向心力極強的團體一分子，能帶給身體療癒效果。當我在紐西蘭進行研究時，對毛利人那種血濃於水的關係，彼此守望相助的精神，以及在密切連結的社區中共同生活的模式，留下極為深刻的印象。這與典型的美國文化大相逕庭，美國人習慣住在有圍籬的房子，根本不認識自己的鄰居。我碰見的毛利人治療者認為這種生活方式奇怪、孤單，最終有害健康，因為這表示從其他人那裡獲得極少的能量。

毛利人認為我們行為很古怪的看法可能沒錯，研究一再顯示，孤獨或缺乏社會聯繫確實會導致提早死亡；[11]某些例子顯示，孤獨會增加高達 50%的死亡機率。[12]對乳癌病人的一項大規模研究顯示，在罹患乳癌前社會關係便相當貧弱的人，比起一開始社會關係良好者，其死亡風險可能高達兩倍。此研究還發現更令人驚駭的事，若婦女孤軍抗癌，比那些能獲得十個或更多朋友支持的婦女，其死亡率更高達四倍。[13]研究人員對於孤獨的人進行唾液與血液檢驗，發現孤獨與皮質醇（壓力激素）[14]指數升高以及免疫功能被壓抑有關，[15]這表示體內抗癌細胞的功能下降。綜觀這些關於孤獨的研究顯示，僅僅只是社會連結就可以增強免疫功能，而孤獨是個沉默的殺手。因此，若你感到孤獨，請採取行動減緩孤寂感，這對你的健康而言，跟多吃蔬果與規律運動同樣重要。

肢體接觸的重要

接受愛與支持的第三個層面是，肢體接觸對治療的重要性。我談的並非性方面的親密接觸，而是擁抱、雙臂環抱他人肩膀、撫抱（依偎）、以按摩減輕痛苦等。我訪談過的許多倖存者都認為，經常被他人擁抱對身體療癒極為重要，尤其是當身體陷於疼痛折磨或纏綿病榻之際。

「黛安娜」就是從肢體接觸受益良多的人，她在 61 歲時被診斷出卵巢癌第四期。起初嘗試所有常規治療，包括八次不同類型的化療，俱都無效。幸好，來自丈夫的感情支持與肢體接觸，幫助她度過這個艱困的旅程：

在他們把我送回家等死前，我已在醫院待了 115 天，丈

> 夫一直陪伴在側。他每晚都睡在我房間；日夜陪在我身邊——是每一天。在我身體狀況最糟時，他甚至爬上床抱著我。我從未看過或聽說有人曾被如此全心全意地支持。對我來說，知道他會一直不離不棄，真是內心莫大的慰藉。如今當我回想他當時是如此全心對待我，仍忍不住熱淚盈眶。

戴安娜最後被送回家接受安寧照護，當時她要求所有親友為她禱告，她內心也坦然臣服於上帝的安排。令人吃驚的是，她的健康慢慢好轉，五年多過去，如今她的疾病毫無復發跡象。為此她特別感謝家人與朋友給予的身體撫慰與情感支持，以及虔誠的禱告。

我遇到的一位治療師就是在治療過程中運用輕柔肢體撫觸的技巧，她名叫潘蜜拉・邁爾斯（Pamela Miles），從 1986 年開始執業，是一位靈氣治療（Reiki master）大師。靈氣是源於日本的靈療法，其運用技巧包括對衣著完整的人進行輕柔的療癒性撫觸。治療師以非侵入性手法，將手放在案主的頭部、前胸與後背，或任何感覺不舒服之處。這種輕柔的撫觸能讓病人體內自然產生療癒反應。潘蜜拉如此描述靈氣觸療的力量：

> 雖然目前我們還不知道發生的原因與運作機制，但靈氣觸療以某種方式增進病人內在的靈性連結，了解到我們雖以獨立的個體存在，但同時也是屬於更浩瀚的宇宙的

> 一部分。感受到靈性連結能讓身體的運作系統放下慣性的執著（holding）模式，讓心靈融入更深沉的放鬆當中。你的運作系統在此狀態下，其自我療癒機制會重新校準，讓身體更有效率處理由壓力所導致的各種不平衡。

根據對人類接觸（human touch）所做的研究顯示，人對人接觸（human-to-human contact）時，身體會釋放許多療癒激素，這些激素在我們獲得愛與支持時也會釋放出來（如血清素、多巴胺、腦內啡），而催產素——俗稱「擁抱」激素——尤其會透過肢體接觸而大量分泌。[16]催產素是一種力量強大的激素，在許多方面都對身體有益：能減緩身體發炎與疼痛，降低血壓與皮質醇指數，改善消化能力（因而促進營養吸收），以及——或許跟癌症病人最息息相關——增進免疫功能。[17]催產素對人體健康的驚人好處，解釋了我的許多研究對象如此強調身體接觸對療癒的重要性。

如果你目前沒有擁抱的對象，別擔心——寵物也能帶來同樣效果。研究顯示，有寵物相伴的作用跟有朋友與家人在身邊相同，都能讓身體釋放奇妙的療癒激素。研究還發現，養寵物的人明顯比沒養寵物的人長壽。[18]我最喜歡的一項寵物研究是兩群兔子，牠們的飼料都含有高膽固醇，但只有一群兔子每天有人輕撫。研究結果發現，那組每天都有人輕撫的兔子，比那些被隔離飼養的兔子，動脈阻塞率減少 60%[19]；換言之，肢體接觸會有效降低因強迫餵食所產生的多餘膽固醇。以人類為研究對象，發現每天只要十秒鐘擁抱，就能降低血壓、降低血液的皮質醇指數，並增加血清素[20]。除了每天吃一顆蘋果（以遠離醫生）之外，你或許可考慮每天與別人擁抱一兩次。

探討過社會支持的各種主要面向之後，我要跟各位分享凱瑟琳的故事。儘管凱瑟琳・亞歷山大做了各種幫助自己療癒癌症的事，但她確信如果沒有來自朋友與教會的愛與支持，她絕不可能復原。她的故事所要闡明的，不僅是給予（giving）的療癒力量，更重要的是接受（receiving）的療癒力量。

凱瑟琳的故事

凱瑟琳・亞歷山大 63 歲時，某天清晨在去浴室途中昏倒。她是個單身（離婚）、自雇的（self-employed）獨居婦女，身邊沒有任何幫手。幸好，當時她只昏過去幾分鐘便醒來，但感覺極為混淆，且太陽穴陣陣刺痛。由於從未昏倒過，她立刻打電話請教社區醫院的護士，對方建議盡快找人開車送她到急診室，以確保只是脫水現象。

凱瑟琳卻不太願意去醫院，因為當時她負擔不起個人健康保險（individual health insurance），她一直在等 65 歲後獲得政府提供的聯邦醫療保險。然而，她心知對昏倒不能掉以輕心，於是打電話請朋友載她到附近急診室。當時她生活最重要的支持來源是一群密友，以及穩固的教會網絡，因為她與前夫已不再聯繫，唯一的女兒又遠在千里之外。

不幸的是，起初以為只是輕微暈眩，檢驗結果卻變成對凱瑟琳健康最嚴酷的挑戰：從預防性電腦斷層掃描發現她的肝臟有一顆大腫瘤。她住院一星期，醫生忙著找出病因，但醫院帳單也逐漸累積。血液檢驗結果顯示她的肝癌指數有偏高跡象，再加上斷層掃描顯示有顆大腫瘤，醫生建議立刻進行手術，消除轉變為惡性腫瘤的可能性。手術可能還要切除肝臟的一半到三分之二；可是手術風險並不高，因為肝臟是人體唯一具備再生能力的器官。

然而，凱瑟琳直覺認為手術決定得太匆促；她希望先確定腫瘤後，再決定是否切除三分之二肝臟。她堅持先做簡單的小型切片手術。她向朋友徵詢適合此手術的外科醫生，推薦人選中有個名字一再出現。不過這位醫生目前不在城內，所以她先辦理出院，約好下週去見他。見面後她告訴醫生，希望在進行重大手術前能做切片檢查：

> 我（對外科醫生）說希望先做切片檢查，他說：「好的。」所以我們就排定日期做切片，這原本只是門診小手術。在預定切片的前一天，我打電話詢問需在醫院待多久，

> 以便安排朋友來接我。她說：「兩週。」我說：「只是切片檢查而已？」她查詢後發現醫生竟自作主張為我安排手術——因為外科醫生認為，切片手術只不過是手術前的初步檢驗，只是為了讓他們知道接著該怎麼進行手術。所以我取消了那次治療！最後，我還是做了一次切片手術（由不同醫生執行）。

凱瑟琳的切片結果很不妙：她得了肝癌第三期，腫瘤約葡萄柚大小。她的人生頓時烏雲罩頂。最悲慘的事終於發生了，如今她要面對自己可能早死的事實：

> 我記得自己站在（病房）窗邊，他們問我是否還想活下去。我說：「是的，我想活下去。」……我很清楚自己（這輩子）還沒活夠本，所以也不打算帶著遺憾離開。我並不害怕死亡……只是覺得時候未到……所以，當時我就知道自己不會死。因為這跟我當初來到人世所做的決定不符。這種事是超越語言或思想的，是源自你的內在生命。你很清楚事情注定如此發生。

然而，當凱瑟琳決定活下去之後，緊接著眼前最迫切的難題是：錢。兼任教授並無福利津貼，每月只靠微薄薪水度日。她還得等兩年才能獲得聯邦醫療保險資助，當時根本無力負擔個人醫療保險費用。她的靈魂選擇活下去，但理智卻擔憂如何支付帳單：

> 我在醫院跟他們談話時，提到一件事——我沒有醫療保險，所以不知如何是好——於是我說：「如果我能度過難關，一定是因為大家在乎我。」而大家都出面幫忙！我無法工作，沒積蓄又沒保險，但在冥冥中一切自有安排。事情能夠解決是因為我能將真實的體驗與大家分享，而大家與之產生共鳴，就這樣自動自發提供需要的協助。

當凱瑟琳罹患肝癌第三期的消息在朋友與教會圈傳開，各種經濟與情感上的支持立刻從四面八方潮湧而來。有個只是點頭之交的朋友告訴凱瑟琳，只要有需要，她願意為她支付房租。凱瑟琳滿懷感激含淚接受，因為她必須暫時停止教職，才能把全副心力專注在恢復健康上面。過去她曾為教會做過許多募款工作，如今教會也以她的名義舉辦募款，以回報她當年的付出。她用這些款項支付昂貴的醫療費用。來自各方的經濟支援不斷令她感到驚訝與謙卑：

> 有個朋友把我的情況告訴他認識的人，而他的友人就寄了一千美元給我。但我們根本素昧平生！我根本不認識他，既沒聽說也從未見過此人……我從中學到一個功課：我們會得到愛與身分地位無關，而是因為我們本來就是（被愛著）。他並不認識我。他並非捐錢給我這個人，因

為我們並無私交。他給我錢是因為他關心其他人類。

來自無名氏的這份善心讓凱瑟琳充滿感激與謙卑，並更加相信自己受到眷顧。經朋友要求，她也開始透過電郵告知大家病情發展狀況。這些電郵主要目的是讓朋友與教會了解她目前的狀態。然而，出乎意料的廣大迴響，加上潮水般湧來的愛與支持，都令她感到十分詫異。那些充滿情感與鼓勵的回信對她的影響尤其強烈，她把所有來信都存檔在電腦裡，每當需要激勵時便拿出來重讀。

獲得情感與經濟上的支持，使她感到被愛與關心之外，更讓她能依循直覺引導，接受對自己健康有益的治療。病歷紀錄上她仍有癌症，然而對於互補療法的長期經驗，使她了解用手術切除腫瘤，或接受化療與放療並非根治之道。以化學藥物毒害身體負責解毒的器官（肝臟），這種治療觀念讓她驚詫。因此她告訴醫生想要嘗試其他療法。

即使在另類醫療領域，來自社會的支持對凱瑟琳依舊扮演關鍵角色。每個朋友都建議她應嘗試某類維他命或藥草補充品，或應該接受某類治療。她根據這些建議，以及自己對這些建議所做的研究，嘗試過各種補充品，而只繼續服用那些能顯著改善身體狀況的補充品。其中一項補充品叫Ambrotose，是一種蘆薈補充品，另一項是米糠補充品，叫做Vital PSP。這時她的飲食已經非常健康，所以決定不做過度嚴格的飲食控制：

> 我不太能接受改變飲食的想法。反正我也不覺得自己飲食習慣不佳。我不吃白麵粉，也不吃白砂糖，幾乎是個素食者——只吃雞肉。我大部分都吃有機食物，本不想碰改變飲食這一項。我無法忍受長壽飲食法。我有一個朋友就是用長壽飲食法治癒乳癌。事實上，聽說過好幾個透過長壽飲食法治癒的病例。但我就是沒辦法採行長壽飲食法。太嚴格了，我的自律性無法達到要求。

直覺告訴凱瑟琳不要強迫自己在飲食方面做太大改變，卻告訴她應嘗試能量療法，像身心傳訊（BodyTalk），她嘗試後發現此療法極有效果。有個朋友建議她不妨利用社區針灸學院提供的實習醫生免費治療，於是她開始每週接受針灸治療。對她的健康最重要的能量治療，則是她從所屬的商業團體偶然聽說的：那是一種頻率療法（frequency healing），由亞利桑那州生命器皿（Life Vessel）組織所提供：

> （生命器皿）使用一種頻率療法。他們獨創一種盒子，讓你躺在裡面，然後其中出現音樂，還有盒子與音樂的共振。所以，你處在一種絕對完全的空間（complete space）。你的整個身體以相同的頻率跟音樂和諧共振。其治療理論是認為健康細胞會與特定的音頻共振，生病的細胞則會跟不同的音頻共振。如果把音頻調整到屬於健康的頻率，那些不健康的細胞就會消失。

生命器皿的治療方法跟在前幾章提到，世上所有生物都與原子層共振的理論不謀而合。許多另類醫療者以此做為治療癌症的理論基礎，運用手指觸療（hands-on energy healing）、音樂療法，或以電子儀器讓病人的細胞轉變成較健康的振動。以現今的科學診斷工具仍難以探究這種頻率療法，換言之，目前我們仍然缺乏適當的「顯微鏡」去觀察這些治療過程中實際發生的情況。我希望在數十年內人類能夠發展出一套科技，得以評估這種迷人且嶄新的治療方式。

這種療法很昂貴，可是凱瑟琳判定生命器皿的治療是最佳選擇，對於只治療一次效果就如此明顯，讓她驚訝不已。她的朋友也察覺到她的進步。然而，這種療法不僅昂貴，還需要每個月到亞利桑那州待上一週，但治療後其他三週都會感覺很舒服。凱瑟琳心想自己大概無法如願，但她的朋友發現她想繼續治療的心願，便即席發動募款，大家慷慨解囊，讓此事奇蹟般成真。凱瑟琳滿心感激能獲得這份美好禮物，讓她得以專注治療，她誠心期盼所有癌症病人都能獲得這樣的禮物。

談到接受幫助這件事，凱瑟琳坦承在罹癌前她並不是個能坦然接受幫助的人。她向來凡事單打獨鬥。然而被診斷罹癌後，她很快就明白，若繼續堅持這種孤軍奮戰模式，絕不可能熬過這場硬仗——無論從經濟或情感層面來看。儘管起初頗難接受這麼多幫助與支持，但最終她學會以另一種眼光來看待整件事：

我從這場病當中學到最重要的功課是彼此互惠的力量。互惠行為讓施與受的能量得以交流。它是給予，而不是操縱或賄賂，或強迫。它是接受，不是掠奪或欺詐……我們總是對施予習以為常，因為它是一種權力遊戲——能讓你自我感覺良好的遊戲，彷彿你因此就「高人一等」似的。然而，若過程中沒有接受的那方來配合，你就無法達成施予的目的。這就是我學到的最重要功課：我必須讓那股（施與受的）能量流動。我領悟到：容許他人施予是一種榮幸，而我能夠接受也是一種榮幸。

因此，凱瑟琳滿懷感激接受朋友與教會團體贈予她生命器皿的治療，開始每月往返亞利桑那州一次，接受長期治療。值此期間，她仍定期去見腫瘤科醫師，以便監測她的血液變化。雖然她的氣色與血液檢驗不斷進步，但腫瘤科醫師對於她採取的治療方法卻沒太大興趣：

當我（從生命器皿治療）回來後，看到我的每個人都發現我的氣色明顯改善。我常得到許多回饋。腫瘤科醫師都說：「妳氣色好得簡直不像病人。」但他同時又想說服我接受化學栓塞療法，我沒有接受。基本上我根本沒接受他的任何建議，因此他有點惱火……他從來不問我在做什麼，當我告訴他自己做了哪些事，他就會說：「喔，妳根本沒做什麼。」

雖然醫生並不相信她做的事情對治療肝癌有任何實質效果，她卻深信，因為自己的各種改變，才讓身體變得更健康。長期以來她就相信身心之間關係密切，並利用在生命器皿治療期間，開始深刻反省自己的生命，尋思過去自己的種種選擇與情緒習性，並自問罹癌的原因：

> 我清楚身心之間有一種連結……過去15年的婚姻生活，我曾陷入某些極度憤怒狀態，但我並未真正去了解（憤怒），也並未真正了解如何表達憤怒……我會怒火中燒是因為自覺未受到應有的重視……那股憤怒在我的肝臟鬱結。我在生命器皿得以看清我以何種模式來理解自己的經驗，並且加以詮釋。所以，如今我能看清楚我的思緒與情感如何造成我的疾病。了解那個模式並不代表疾病會從此消失，而是意味當它發生時，我明白箇中原因。如今我已能處理它，這是我以前做不到的。

傳統中醫理論認為，肝臟是處理憤怒情緒的器官。一旦釐清了身心之間的關聯，凱瑟琳決定在生命器皿治療以外的時間，用來釋放各種被壓抑的情緒。方法之一是報名參加情緒表達課程，其中的高潮是創意表演講堂課。在整個治療過程中，她的朋友不斷提供協助，或只是順道去探望她。他們的支持經常提醒她，自己並不孤單，因為除了她之外，世上還有其他人希望她活下去。對凱瑟琳來說，這是治療旅程中對她影響最深遠的部分：

> 我（從經歷癌症）真正學到的一件事是，我是受到眷顧的……這絕對是宇宙所認可的事實，世間所有生命都是受到重視的。我被眷顧並非因為我的身分——不見得是因為我這個人——或我的生命有價值，所有生命都有價值，包括我的生命。我沒資格再說：「別人不關心我。」

來自朋友與陌生人源源不絕的愛與支持，鼓勵凱瑟琳發掘內心深處屬於靈性層面的愛。當我問凱瑟琳在治療過程中，她的靈性層面是否有任何轉變，她回答：

> 事實上，對於這整個過程，我所得到的領悟是：罹患癌症最重要的目的是讓人們藉此認識自己的真面目。我所認識的那些經歷過（癌症）且表現良好的人，都是能夠掌控治療過程，並決定完全誠實面對自己的人。他們的心態並非「喔，醫生會治好我的病」，這種人反而活不成。所以，我認為其實這整件事跟哪種治療方法沒什麼關係，最重要的是，你要認識真正的自己，這是非常屬靈的事。

經過 18 個月多管齊下的治療，包括身體、情緒、能量、靈性層面，生命器皿認為凱瑟琳的免疫系統終於恢復正常。這時她認為可以接受電腦斷層掃描了。但結果令她頗為失望，掃描顯示葡萄柚般的腫瘤僅略微縮小。雖然她對腫瘤並未完全消失很是失望，但仍相信自己做了正確的決定，她很不情願地同意接受腫瘤切除手術，然而結果出乎大家意料：

> 當醫生剖開胸腔，發現我的肝臟內已無癌細胞——那個腫瘤垂在（肝臟）外側！所以，他便把腫瘤切除。結果我只算動了小手術，三天後就出院了！那位外科醫師是唯一說這些話的人：「我不知道妳做了什麼，但應該繼續做下去。」不過他還是沒問我到底做了什麼。

從這個小手術醒來後，她發現身邊圍繞著滿臉困惑的醫生們，很顯然他們從未見過這種事。可是凱瑟琳堅信這一切都是由於愛與支持：生命器皿的治療、情緒釋放、維他命補充品等方法融合運用，使免疫系統發揮高度效能，最後治好她的癌症。自從被診斷罹患肝癌第三期，迄今已超過七年，凱瑟琳依然健康又快樂。更重要的是，她對於朋友與家人在那18個月裡給予的愛和支持，心中無限感激。雖然生命器皿的治療早已結束，但她會永遠保持接受別人的愛這份嶄新的能力。她描述：

> 癌症是我人生最棒的體驗之一。我從其中學到好多東西，包括用盡力氣抗拒生命的安排。我了解到人們會去愛。人們很願意去愛。這是我們基因中與生俱來的本能。他們尋找機會付出，而互惠關係需要有個接受者，

好讓那份愛的能量流動。所以，我學會如何接受愛。

比起大多數癌症病人，凱瑟琳因為缺乏家人就近照顧，且是個自雇者，因此更為孤單。在她需要幫助時，若有堅固的人際網絡與團體能給予幫助，顯得格外重要。這種支持——包括情緒、實際以及經濟層面——為她的需求奠定基礎，使她有餘裕探索其他各類互補療法。若沒有朋友群與教會的支持，這些治療就不可能存在。

行動步驟

當我為癌症病人進行諮商，總會先探問他們的社會支持網絡，並想辦法跟他們做腦力激盪，以強化其網絡。許多人覺得開口求助很可笑，因為不希望自己成為別人的負擔，但凱瑟琳卻學到寶貴功課，人們希望感覺（自己）有用處；這是人性的一部分。尤其是當自己認識或所愛的人生病時，人們更希望能助一臂之力。數不清的朋友與家人都曾悄悄告訴我，他們非常想幫忙，卻不知如何著手。因此，以下是幾種切入的方式。

如果你是癌症病人

- 今天就拿起電話，直接打給你所愛的人。只要告訴那個人你想念他／她，我想知道他／她近況如何。若是對方不知道你罹癌，不需要告訴他／她，若對方已知道，你可以決定告訴對方你只是想問候他／她。人們可以理解你並不想談論自己的病情，只想岔開話題閒聊。明天再打電話給別人。每天重複這樣做。

- 參加住家附近溫和的團體訓練課程，如果有專門為癌症病人開設的訓練課程，考慮參加其中一項。
- 若你有興趣的話，可以參加其他癌症病人組成的支持團體。可透過你的醫院、當地的癌症協會，或至少從網路上找到一個適合自己的支持團體。若參與討論的其他病人心態過於悲觀，就轉換到不同的團體，認識新的朋友，如攝影課、健走俱樂部、橋牌社團。
- 有需要時不要害怕求助。你的朋友、家人，甚至點頭之交，都想盡己之力來幫助你，但除非你開口求助，不然他們不會知道你需要幫忙。如果你不方便直接開口，就告訴一個好朋友你想要什麼樣的協助（準備三餐、跑腿、社交拜訪等），並要求這位朋友將你的需求用電郵告知你的朋友與家人。

如果你是癌症病人的親友

- 打電話給罹癌的親友，只要告訴那個人你的思念。這是你唯一需要做的事。對方可能因身體不適而無法接聽；

若是這樣，以電話留言告訴對方，你只是想讓他知道你想念他。在留言末尾告訴對方，不必勉強回電。僅僅這個簡單的動作就能讓那位生病朋友的體內釋放大量療癒激素。每星期至少這樣做一次。

- 送健康餐點到對方家。詢問你所愛的人最近吃了什麼食物（對方可能有飲食限制，例如素食）。可能的話，為對方煮一頓符合其飲食限制的餐點，放在保鮮盒送去給他。
- 代為跑腿，或幫忙處理家務。癌症病人很難有時間與體力處理食物採買、打掃，以及洗衣等工作。
- 計畫一天的放鬆或消遣。找一天下午去做SPA，或悠閒地看場球賽，這是許多癌症病人很享受的活動。
- 別老是以為自己非得做某些事情才能展現支持的熱忱。最重要的是表現你的愛，每隔幾天給對方一個電話或寄封電郵，向對方表達你的思念，這樣做就能對他的精神產生鼓舞作用，也能對其免疫系統產生莫大幫助。

我希望本章已使各位相信，接受別人的愛與支持對於健康的重要性，不亞於多吃富含蔬果的飲食，或服用抗氧化補充品。這是因為我們的情緒感受會立刻轉變成體內的化學物質與激素，它們對人體免疫系統的影響不是有益就是有害。當我們感受到他人的愛與關懷，腦部重要的腺體就會產生大量療癒激素，其對身體影響之強烈，能使免疫系統瞬間充滿能量，隨即進行修復細胞、清除體內毒素等工作；最重要的是，它能夠將癌細胞清除乾淨。因此，除了記得每天服用維他命之外，千萬別忘記問自己兩個問題：我今天是否將愛傳送給別人？以及，我從誰那裡接受了愛？

Chapter 8

深化靈性連結

治療疾病時最大的錯誤在於：
將醫生分成兩種，治療身體的與靈魂的，
然而吾人之身心實乃密不可分。
——柏拉圖

靈性（spirituality）是個棘手的主題，主因是千百年來人們因宗教信仰的對立而導致各種戰爭與暴行。因此，在我提出這個主題，以及它與身體療癒的潛在關係時，抱持著高度敏感。光是提到靈療這兩個字，滿屋子的人可能會出現兩極反應——有靈修體驗者立刻顯得生龍活虎，但向來缺乏精神信仰或修行經驗者則頓時陷於沉默。我希望各位能以持平的態度來閱讀本章：抱持開放心態接納他人的經驗，同時了解自己可能無法認同其中的一部分甚或所有內容。

以最簡單的方式來說，本章所討論的身體療癒觀念，是人透過與某種更深刻（或更高的）能量的連結而產生。有些人將它個人化為「上帝」，有些人稱之為「靈魂」，有些人通稱為普遍存在的生命力量（ubiquitous life force），稱其為「能量」、「氣」或「真氣」。為求敘述方便，本章以「靈性能量」（spiritual energy）一詞稱之。若你對靈性這個字眼有所忌憚，不妨以「深沉、寧靜的能量」取代「靈性能量」。

完全緩解者與另類治療者常提到靈性能量的五種面向。在深入探討後，我們將融入一個完全緩解的療癒故事，主人翁是罹患腦癌的年輕男子，我們會了解他是如何運用靈性能量來治癒自己。最後，將以簡單的行動步驟做為總結，讓大家開始發展自己的靈性連結練習。

靈性是一種體驗

我研究的完全緩解者與另類治療者認為靈性能量是：一種可以同時感受到的身體感覺與強烈情緒。最典型的描述是，它是一股溫暖、平靜的能量，從頭部向下澆灌至腳趾，整個身心都沐浴在深沉的寧靜感與無條件的愛的能量中。許多人以為，想要感受靈性能量必須先有靈性和宗教信仰，但事實並非如此。這種充滿福佑與靈性能量的感受，並不是某種信仰的結果，而是透過精神及／或身體（身心）修練所產生的強烈靈性能量體驗。

例如，有些人在上完瑜伽、長跑、放鬆的按摩，或睡個午覺後，可能體驗到不同程度的靈性能量。某些靈性修練的目的就是刻意引發這類體驗，如深沉的禱告、冥思或唱誦。如同每個人對於生命中許多事情都有不同的反應，對某些人而言，上完瑜伽可能永遠都感受不到靈性的「悸動」（buzz），但是在每星期的禱告聚會中卻強烈感受得到。有些人在靜坐時可能難以感受靈性能量，但在大自然中散步卻能完全沐浴其中。根據訪談對象的看法，以何種方法與這些靈性能量連結其實無關緊要；關鍵在於必須確實跟它產生連結，盡可能每天都經歷到它的存在，以獲取靈性能量帶來的治療益處。

我訪談的一位療癒者賈修女（Sister Jayanti）是向入門者介紹冥想練習的專家。她是布拉瑪・庫馬里斯（Brahma Kumaris）

世界靈修組織（印度著名靈修中心，譯註）的領導者，那是一所主要由女性領導的靈修團體，致力於教導無關宗教的靈性修習與靜坐。她談到靜坐是體驗靈性能量的一條途徑：

> 無論你是沉浸在溝通、對話，或靜默當中，都與神聖力量同在——那就是冥想……所以，在那種合一的狀態下，你會深深受到那片光、那股能量的吸引，不只是融入靈魂中，它也源自於靈魂。那些光還遍及於肉體，就像陽光般溫暖，不只皮膚表面能感受到那股能量，還能感受到身體正在汲取那股溫暖，以及那股蘊藏於體內的能量……因此，我們對肉體生病的人最重要的忠告是：修習靜坐並察覺自己所有起心動念與行動，讓自己隨時保持正念。因為這些修習對於我們與神聖能量源頭的重新連結有所幫助，也是我們生命的首要之務。

布麗姬・汀斯摩（Bridget Dinsmore）也是完全緩解者，她認為與靈性能量結合是自己最後能獲得療癒的關鍵因素。她被診斷出子宮癌，若她同意立即接受子宮切除術，緊接著進行密集化療與放療，醫生預估她還有2～5年壽命。可是，當時她剛讀過露易絲・海（Louise Hay）所著的《治癒你的身體》（*Heal Your Body*），提倡我們的身體天生具備自我療癒力的說法讓她深受鼓舞；因此，布麗姬決定將所有治療延後數月，以便有機會嘗試她所謂的「靈性治療」，其中包括修習引導式觀想（guided imagery）與規律修習靈氣，不斷內省觀察。她如此描述這種內在的旅程：

> 起初，我對於靈性治療毫無頭緒。雖然我從小生長在宗教信仰極為嚴格（天主教）的環境，但一直未認真靈修，所以在靈性道路上只能算是自行摸索而已。我根本不清楚那個靈療者其實就是我自己！在我隔年被診斷出癌症已消失無蹤後，才恍然大悟，我的治療過程，其實大部分只是省察內在的那個自我，並努力與它產生連結。

雖然布麗姬成長於特定的信仰背景，但此信仰力量相較於透過每日靈修實際體驗到的寧靜靈性能量，實在顯得微不足道。我發現許多現代人對於每週上教堂這類儀式感到幻滅、僵化又不合時宜，但他們仍出於義務而參與；同時，以感官經驗為基礎的各種休閒活動，如瑜伽或跑步，卻逐漸大行其道。或許這是因為相較於主要是以人類理智為基礎的精神信仰，能夠流貫於整個身心的真實靈性能量，更能帶給我們生命所需的滋潤。

第三類的愛

在其他章曾討論到感受正向情緒的重要性，諸如喜悅與愛（第六章），以及接受他人的愛與支持（第七章）等。但這兩種類型的愛都屬於個人層面之愛。例如，談到正向情緒時，焦點放在如何加強那些能帶來正向情緒與愛的覺受的活動與思維；在討論社會支持時，重點放在學習如何接受他人的愛。

本章探討第三類的愛，我稱之為靈性能量，我訪談過的許多人稱之為「無條件的、宇宙性的愛」。他們描述此種愛所帶來的感受是：讓人完全拋開孤立的分離感——他們不再感覺自己只是滄海中之一粟，而是產生天人合一的強烈融合感。在靈修過程中，他們的身心完全浸淫於這種美妙的融合感中；這種感受並無特定的源頭，卻會向萬事萬物輻照延伸。他們描述這種俯拾可得的體驗，像是一種深刻的、宇宙性的愛，唯有契合它的脈動（tap into it），我們才得以發現。就像地底下有一條奔流不歇的療癒之河——它一直都在那兒，若你想獲得其中所蘊藏的療癒能量，就必須停下腳步，親自鑿洞，才能取水而飲。

「亨利」就是發現此第三類之愛的完全緩解者。他 70 歲時被診斷出攝護腺癌與男性乳癌，但他拒絕醫生建議的手術與化療，轉而尋求其他替代療法。他因此發現銅人療法（Tong Ren），這是從傳統中醫衍生的一個支派。亨利的老師是針灸師譚輝（Tom Tang，此派針法又稱譚氏療法，譯註），他教導亨利的理念是：世間存在一種眾生都能夠汲取，遍滿宇宙的靈性能量，它對於癌症之類的疾病能產生療癒作用。亨利解釋道：

他們認為我們擁有更廣大的文化心靈——他稱之為集體潛意識——我們的意識越能跟那種（集體潛意識）連結，（銅人療法）醫生就越能將（集體潛意識）力量導入治療的能量中，因為那種超意識心靈具有療癒力量，幾乎世上所有文化在談及治療領域時，對此都所見略同。

亨利便是運用銅人療法來連結所謂第三類的愛——無條件的宇宙之愛——來療癒癌症。他從未接受過任何常規治療，雖然他在83歲時過世，但在罹患兩種癌症情況下，他還能多活13年，已讓醫生們感到不可思議。

我們生活在一個強調個人主義至上的文化中，從小就被教導要當個獨立自主的公民，過著跟鄰居不相往來的生活。然而，所有主流靈性傳統的教導都剛好與此相反：我們都生活在一個無形網絡中，彼此緊密相連；事實上，我們都是由相同的靈性能量所構成。若你從未體驗過宇宙之愛，那種個體感消融，天人合一的寧靜感無所不在的境界，那你可能還未能體驗第三種愛的真諦，許多完全緩解者形容它是「宇宙最深刻的愛」。

身體與心靈的關係

在我的研究中有個與靈性能量有關且一再出現的觀念是：人類主要是靈性的存有（生命），他們只是擁有一個暫時的肉身。當我們以治療來證實，這個觀念變得非常重要，因為它會影響我們選擇的治療途徑。例如，如果你相信人類只是物質性的生物（有機體），那麼你只會從物質界探尋癌症肇因，並以惡質手段來治療它。若你相信體內所涵藏的靈性能量也需要同等的照顧，那麼你的眼光就會超越物質層面。

我研究過的許多人都相信，靈魂和靈性能量是構成人類最重要的特徵，若我們平日就疏於跟靈性層面連結，身體就會日漸衰弱或生病。另類治療者布倫迪尊者（Swami Brahmdev）就是遵行此理念的人，他是北印度瑜伽與靜修中心的創立者。布倫迪認為，深化我們與自己內心深處靈性能量的連結，是讓身體獲得療癒的第一步。他以頓挫有致的印度口音說出此比喻：

> 這個皮囊（指著他的軀體）存在的目的，是為了承載神聖的能量。因此，（這種）神聖的能量存在我們每個人心中……若你自認為正遭受（疾病）痛苦，至少現在就要察覺到這股神聖能量的存在，並努力喚醒它，讓身心融入這份神性力量中，並要求這股神聖力量幫助你、保護你、拯救你、療癒你——讓自己全心融入這股神性中。要對自己內在的神性信心日增，這裡（指著他的身體）並不是你的家；這副皮囊也不屬於你，它是歸屬於上天的……如今這個家正在出現變化（指疾病的發生），所以，現在你至少要告訴這個家的主人：「請求祢，請教導

我。因為我不能好好保護這軀體（這個家），所以請祢現身。請幫助我。」

換言之，布倫迪尊者把人的身體視為承載神聖能量的器皿，猶如許多宗教將人體視為靈魂的器皿。他認為，與內在的神聖能量重新建立關係，並深化這份關係，是對身體這個皮囊最好的照顧方式，尤其是當我們生病時。並非所有受訪者的觀點都如同布倫迪認為精神的重要性凌駕於身體，但他們幾乎都相信，靈性能量是構成人類極重要的指標，若能與這股靈性能量建立規律性的連結，能夠大幅提升身體的療癒能力。

規律修習的重要性

許多人讀到有關靈性療癒的記載，多半是描述一個人如何充滿靈性能量，經歷天人合一的體驗後，身體很快就獲得療癒。但他們會心想：**這種事確實有可能發生，但絕不可能發生在我身上**。我以前也屬於這類人，當時我並不了解，透過逐步修習，可以讓自己較輕易察覺靈性能量如何運行於全身。我們讀到的許多靈性療癒故事，都會描述人們如何在剎那間毫不費力地、不可思議地全身充滿此種靈性能量。

然而，我從完全緩解者身上學到的是，有些人是幸運兒，可以在瞬間體驗到靈性能量流貫全身，但對大多數人來說，還是必須仰賴規律、持恆的修習，才能逐漸臻此境界。我喜歡以舉重為例：若你已五年（或更久）未練習舉重，不可能奢望自己剛回健身房就能直接握舉兩百磅。同理，若你過去從未修習靜坐，別指望剛上座就能頓時體驗靈性能量遍滿身心的感受。正如練舉重的人，你必須先從小磅數開始規律（最好是每日）鍛鍊。而且，若已經年累月荒廢練習，就不可能立即恢復原先水準，可能需要從頭開始。

賈修女認為，大多數現代人未能規律靈修是因為我們的文化認為「把事情做好」更重要：

> 現代社會的情況是，我們已經從人類（human beings）變成不停忙碌的機器（human doings）。所以，我們不斷陷在行動中，鎮日忙得團團轉。靈修的過程是讓我們能夠內省（look inside），察覺自己靈魂深處發生了什麼事，讓生命回復到原初那種最樸實的存有狀態（state of being），讓我們能沉浸其中寧靜自處……因此，當我察覺到原始存有狀態下自己的本然面貌，內心自然祥和寧靜。但當我忘記了自己本來的身分，便會失去那份寧靜感，也會切斷與內在自我的聯繫。

換言之，賈修女認為，身心健康的人就是：規律地把行動導向的身體連結到寧靜導向的靈魂的人。我了解到當自己規律地靜坐時，身體很快便充滿寧靜的靈性能量，幾乎能維持一整天。可是，當我偶爾靜坐——通常是因為生活「太忙」——

就很難與靈性能量產生連繫，只稍微感覺到體內殘留些許寧靜的能量。賈修女與許多受訪者都認為，我們不能對自己與此靈性能量的規律連結遭到破壞所造成的後果掉以輕心：一開始可能只是常有的不安感，然而身體終究會出現疾病，這是因為身體未能有規律且真正地「重新充電」（與靈性能量連結）。因此，就跟這世上許多事情一樣，此處要傳達的重點很簡單：練習、練習、練習。

讓心靜下來的重要性

深化靈性的第五個面向是，無論你選擇哪一種靈修方式——禱告、靜坐、跑步、瑜伽等——跟靈性能量連結的第一步就是讓心靜下來。這兩件事似乎互相矛盾：在腦海中的紛飛意念止息之前，靈性能量無法在你的全身自由地流動。這正是靈修道途上最大的障礙之一，因為許多現代人很難斷開自己的思緒，尤其每天都被資訊狂轟濫炸。如今有48%的美國人偶爾出現失眠，還有4,000萬美國人飽受焦慮之苦，這個事實告訴我們，現代人想要停止思緒，確實相當困難。[1]

每一種靈修方式都自有一套止息思慮心的技巧。例如，大多數禪修教導我們，不必刻意努力讓自己的心靜下來，只需退一步單純觀察各種奔馳的意念。與自己的思緒保持一段距離，思緒會逐漸沉澱，最終消散。止息思緒的方式還包括：專注於某件事情，如反覆祈禱、念咒、觀想，或專心呼吸。許多人發現，投入禱告或靜坐等靈修之前，運動是另一種極佳的清理思緒方式。同樣的，重點不在於停止思緒的方法，而是確實找到一種沉澱思緒的方法，如此才能真實體驗靈性能量。

「麗塔」是位研究員，她經常運用理智心思考。當麗塔被診斷出乳癌時，開始也是選擇常規治療，但很不幸癌症在幾年後復發。初次發現癌症復發時，她對上帝滿心憤怒；然而，這股狂怒實際上卻幫助她脫離思考之心（thinking mind）：

> 我走到街上，對上帝說：「上帝啊！若祢真的是如祢所說那位上帝，那祢就顯現吧。」你知道嗎？我氣炸了。我說：「請祢要嘛把我治好，不然就把我殺了吧。不要拖泥帶水。」我天生就是個研究員，但我說：「我什麼事也不做，我也不跟任何人講話，我的生活中再也沒有圖書館和書本了——什麼都沒有，祢就快做吧。」……就在一個半星期內，事情開始出現轉機。

那個星期接近週末時，發生一連串奇妙的巧合，使麗塔開始嘗試一種新的能量療法，並更密集地練習靜坐。她還決定不要立刻恢復常規醫療。靜坐一個月並接受能量治療後，她用手已檢查不到乳房腫瘤存在。她繼續治療旅程，再也沒回到常規醫療，所以她從未確認自己的癌症是否真的消失無蹤，現在她——經過 24 年後——仍熱愛生活並享受健康之樂。對麗塔來說，深化靈修首先要讓她那愛思考、喜好探究的心沉澱下來。我訪談的完全緩解者與另類治療者都認為，如果我們想跟內在的靈性能量連結，這是非常重要的一步。

靈性研究

本章結尾會列出一些能夠幫助你開始與靈性能量連結的方式，但首先我想讓各位知道關於這個主題的近期研究。多虧功能性磁振造影（fMRI）、腦電波儀（EEG）、血漿析離器（blood plasma spinner）等新型研究儀器的出現，如今研究人員能夠探究與靈性相關的修習對腦部與身體造成的影響，到目前為止研究結果都十分耐人尋味。

例如，研究人員發現練習靜坐能使體內產生高濃度褪黑激素。[2]褪黑激素是一種維持健康必需的激素，有助於睡眠。整夜安眠對身體健康極為重要，因為那是免疫系統修復細胞與淨化身體的唯一時段。[3]有趣的是，許多癌症病人體內褪黑激素的含量卻出奇的低，甚至已達危險地步。[4]因此這項研究結果對於靜坐這類靈修何以能幫助身體抗癌提出解釋。

在另一項研究中，研究人員發現一個人只要連續八週，每天靜坐 30 分鐘，就能讓腦中跟焦慮和壓力相關的區域密度降低，與同理心和記憶有關區塊的密度則增加。[5]這項發現對於癌症病人很重要，因為有許多研究顯示，降低壓力有助於增進免疫系統功能。[6]由於靜坐能減輕壓力已獲得證實，所以它也是提升免疫力的推手。

其他研究直接檢視靜坐對免疫系統所產生的影響。其中一項研究顯示，靜坐時間越久，身體能產生越多病毒抗體。[7]這對癌症病人來說是重大發現，因為已有越來越多資料顯示，癌症跟病毒關係相當密切（例如，人類乳突病毒跟子宮頸癌有關）。另一項關於免疫系統的研究則發現靜坐能大幅提升免疫系統細胞中端粒酶（telomerase）的活動。[8]端粒酶就是一般所知的抗老化酵素，它能讓細胞活得更久。因此，這項研究發現靜坐能帶來讓免疫細胞活得更久的好處，若身體正試圖抗癌，這個發現是個好消息。

最後，表觀遺傳學（epigenetics）是個嶄新又刺激的科學領域，主要研究人類行為如何影響基因的表現。一言以蔽之，表觀遺傳學認為，人或許無法改變從父母遺傳而來的基因，但可透過自己的行為來決定這些基因是否被開啟或關閉（即是否顯現出來）。請記住，你所遺傳的錯誤基因唯有在它開啟時才能對你造成傷害。以靈修角度來看，近來有項研究顯示，初學靜坐的人在規律靜坐八週之後，其基因表現就以提升健康的方式大幅改變。[9]換言之，靜坐這類修習方式實際上能啟動健康基因，並且關閉不健康的基因。對癌症病人而言，這是不可思議的發現，意味著若他們遺傳了癌症基因（oncogenes，即致癌基因）也無須過於害怕，像是乳癌病人身上的 BRCA 基因突變。有致癌基因的癌症病人可將心力專注於某些行為——飲食、靈修、運動等等——因為這些都具備將致癌基因關閉的潛能。

到目前為止，關於靈修可令人信服的研究，主題大都是靜坐、瑜伽、太極等，但有關禱告的部分則付之闕如。因為我們很難衡量一個人禱告的力量或品質。有關靜坐的研究設計較為簡單，你可以帶領一群人以具體的步驟教導他們如何靜坐。這並不表示靜坐是最佳的靈修方式，只說明了靜坐是較容易測量成效的一種靈修方式。希望在不久後，研究人員能夠找出更好的方式來測量禱告對於人體的影響。到目前為止，關於靜坐、瑜伽、太極所做的完善研究，已肯定這些修習能夠增進身體（促進血液循環、睡眠品質更佳、提升免疫系統）與心靈（減輕壓力、更多同理心）的健康。

現在我要跟各位分享麥修的故事，他在 27 歲被診斷出惡性腦瘤，他用盡所有治療手段，仍被送回家接受安寧照護。在走投無路之下，他意外踏上每日靈修的奇妙旅程，從此被帶進從未想像過的境界。

麥修的故事

麥修在 2002 年大學剛畢業時，以微薄積蓄購買科羅拉多山區、鄰近哥哥家的一小片土地。儘管身處偏遠地區，他每天還是忙碌往返於兩個工作崗位——洛磯山脈健行區的露營木屋管理員與高中籃球教練。他回憶那段時期的工作壓力：

> 每天早上五點我就開大約一小時車去上班。工作一整天後，又開一小時車到高中當籃球隊教練。練完球後，再開一小時車（回家）……所以，每天有許多時間都耗在開車上。我想我把自己操得太兇，遠超過極限了。

他很感激工作讓他每天都能運動並置身於大自然，不過也非常消耗體力。每天他必須在高海拔區負載沉重的補充物資如木柴等物品，長途跋涉到露營區。另外，每天長時間通勤幾乎耗盡他所有社交或睡眠時間，他不再像大學時期與朋友住在一起，且因剛與女友分手正處於療傷階段，他記得當時自己頗為沮喪。

就在此時，他開始出現頭痛症狀。某天早上十點左右他嚴重頭痛，但幾小時後疼痛就消失了，所以就沒放在心上。隔天早上同樣的事重演——異常強烈的頭痛約在十點來襲，幾小時後又消失。如此反覆幾天後，頭痛日益嚴重。他求助按摩治療師與整脊師，只獲得暫時舒緩。當地的醫生認為這是偏頭痛作祟，但即使高劑量止痛藥仍無法減輕症狀。兩週後，他幾乎整天頭痛，嚴重到開始嘔吐。不幸的是，因為他已將所有積蓄都花在購買山區那片土地，所以當時沒有任何醫療保險，但這時老闆給予他忠告：

（我老闆）說：「你為何不到醫院做個磁振造影檢查？……就算你必須因此每年付十美元，分期一輩子才能付清，至少先去看個醫生，然後做最壞的打算。」

麥修到附近醫院掛號那天，剛好擠進吊車尾名單接受磁振造影，他記得自己痛苦地坐在候診室填寫掛號單的情景。最後，結果終於出爐了：

醫生告訴我：「你腦袋裡長了東西。我們還不知道那是什麼，但必須立刻處理。就在今晚。我們醫院沒有足夠設備進行這種手術，但你必須立刻摘除這個東西，否則你的身體會有危險。」

在訪談時，麥修憶起當時情景，仍忍不住熱淚盈眶。顯然，得知這個噩耗令他萬分震驚，即使經過數年，這對他來說仍是震撼的記憶。他做過磁振造影後，頭部依然劇痛，他先將消息告知在東岸的父母、最好的朋友，還有距此車程一小時的哥哥。母親聞訊立刻搭飛機趕來，哥哥也馬上驅車到醫院接他，然後載著全家再開車八小時，前往位於丹佛的大醫院。

丹佛的醫生進行二度磁振造影，以確認他腦部腫瘤的位置，結果證實是大家最擔憂的情況：那顆腫瘤剛好長在他的腦部正中央，這表示根本無法動手術。醫生向他解釋，劇烈頭痛的主因是他的腦脊髓液嚴重阻塞，因為腫瘤阻擋了體液應有的流動。醫生打算在麥修的腦部鑿孔，放入一個緊急分流管，將腦脊髓液導引至腫瘤邊緣，以減輕腦壓。若他們不動手術，脊髓液造成的腦壓在未來幾天會持續增加，最後導致麥修頭部的血管爆裂，讓他因此死亡。換言之，這項手術是非做不可。透過醫院社工的協助，他立刻加入州政府緊急醫療保險計畫，這是專為生命受到威脅的人所訂立的救助條款。

待他在四小時後被推進急診室時，身邊已環繞著母親、哥哥以及朋友們。在訪談時他描述到這幕情景，感激的淚水讓他聲音哽咽：

> 當時我哥哥整夜在醫院陪我，住在當地的一位好友也來看我。我媽更是橫越全國，我的兩個朋友——說真的，是哥兒們——是我大學時代的好友與莫逆之交，也都放下手邊所有工作趕過來。這一切實在太感人……我生平第一次發現，有這麼多人真的、真的很愛我。說到底——我對此深信不疑——是愛的力量治癒了我。這份愛有許多層面，其中之一絕對是我的家人與朋友。

手術的風險極大，幸虧醫生們技術高超，使麥修術後並未出現任何併發症，頭痛也未再發作。但他的腦中央仍有顆很大的腫瘤。醫生在手術中取出一小塊腫瘤切片，檢驗證實是「無法手術的第四期神經膠質母細胞瘤」，也是目前所知最具侵略性的腦瘤。

幾天後，麥修進行第二次手術，將原本放置的暫時性體外分流管轉變成永久性體內分流管。出院前，醫生請他一起商討治療計畫，醫生解釋目前常規醫療對此類癌症所知甚少，並繼續解釋，最好的結果是採取化療與放療，僅能減緩腫瘤的生長速度，他最多僅有幾個月壽命：

> 醫生說：「我建議你住在靠近家人的地方，這樣才能得到需要的資源。老實說你只有1%或2%的機率，可以在12～16週內維持跟你目前同樣良好或更佳的狀況。」……醫生完全坦誠相告，願上帝保佑他，這反而救了我一命（透過裝設分流管），為此我對他無限感激。但幾年後我終於發現，事實上他真的已竭盡全力，因為束手無策才放棄的——因此出現了更大的力量拯救了我。

當天夜裡，醫生那令人心碎的訊息終於慢慢滲進他心裡。然後，他內心開始浮現新的感受：反抗。

> 原諒我言語粗魯，但我真的想對醫生說：「你知道嗎？去你的，老子還沒準備好翹辮子呢！如果你只能給我1%或2%的機會，沒關係。那我就放手一搏！這就是我的個性。我偏要屬於那1%或2%的存活者，我就是要戰勝這東西，我不在乎別人是否能辦到。因為你有可能料錯了。」我真希望能有更多人抱持這種態度，對自己有這樣的信

心。如果有的話，這可能是世界上最強大、最強大的療癒力量——只要人們願意相信並抱持希望。

麥修接受醫生勸告，搬到距離家人與朋友更近的東岸，同時進行醫生建議的化療與放療。等他從手術後恢復，一旦體力允許，便開始每日接受腦部伽瑪射線雷射刀治療：

> 他們從三種不同角度，將三種不同的雷射光射入我的腦部，這些光線會聚集在中央燒灼。基本上，他們想要做的是把那個部位的腦瘤摧毀，以非侵入治療的方式除去腦瘤——嗯，肉體層面算是侵入性的，我必須說。（大笑）它產生許多輻射線，且力道很強。若需要再經歷這種手術，我不確定自己還願不願意。

同時間，親朋好友的各種建議紛至沓來，都是關於他該怎麼做對健康最好。麥修願意嘗試任何對治療有幫助的事：針灸、顱薦椎治療（cranialsacral work）、能量治療，他都是初次接觸。醫生還希望能雙管齊下，以化療加上伽瑪雷射刀放療進行治療。然而，麥修對此猶豫不決，因為身體天生的血液—腦部（blood-brain）阻隔，使得化療只有30%的效果，甚至更低。其他70%的化學藥劑會流到身體其他部位，引發不必要又極痛苦的副作用。雪上加霜的是，任何化學藥劑真的能讓腫瘤萎縮的機會只有30%。事實上，由於研究結果含混不明，院方甚至讓他自行選擇治療方式。但醫生鼓勵他接受化療，因為這是目前所知唯一救急之方。最後，麥修同意以口服方式接受化療：

> 我告訴你，服用那種藥片兩星期後，我就把它們（化學藥物）全丟進垃圾桶！真是太悲慘了。我不知道那種痛苦是因為放療或化療的副作用，還是合併兩者造成的，但後來情況已慘到完全食不知味的地步。就算吞一湯匙的鹽也嘗不出味道⋯⋯我說：「若我無法靠化療熬過這關，那麼寧可選擇自力救濟。我不喜歡淪落到完全食不知味的地步，甚至喪失記憶，連人都認不出來。」

不久後，麥修的放療已達人體所能承受最大極限。不幸的是，腫瘤依然在生長，可是速度已稍緩。醫生告訴他，除了以掃描監控病況發展外，他們已無計可施。麥修離開醫院時，認為放療雖帶來各種可怕的副作用，但還是值得，至少為他爭取了一些時間。而今剩下的就全靠自己了，任何互補療法他都願意嘗試。

麥修的一位朋友認識秘魯的一位薩滿巫醫，在當地帶領一小群人進行「療癒之旅」，顯然已有某種卓越的進展。因此，當麥修的朋友願意陪他去見這位薩滿時，他也很願意嘗試。不過此時他已因長期治療而債台高築，負擔不起旅費。他的朋友與家人得知此事，立刻為他募款。麥修對這項仁慈義舉，以及募款過程發生一個特殊事件深受感動：

有個陌生人走在街上，看見路邊有些動靜，便走過來詢問發生何事。（我朋友）向她解釋，她說：「我身上的錢不多，但我皮包裡的錢全捐給你，但願能帶給你一點幫助。」完完全全的陌生人，竟如此無私付出愛心——她付出的不只是金錢而已，而是一種更強烈的善意（charity）：愛的善意。你知道嗎？這是一種全然無私、無條件的愛。對我來說，以此心態去幫助另一個人，真的是很大的震撼。

這次募款幫助麥修得到前往秘魯的機票，他計畫在幾週內成行。就在此時，原本要陪他去的那位女士接到朋友的電話，對方也是此次秘魯之行的旅伴。這位朋友說他有強烈預感：「麥修不必跟我們去秘魯。他需要去見巴西的『上帝的約翰』（John of God）。」當麥修得知此消息，感到很困惑。上帝的約翰是誰啊？他決定上網搜尋。當初在搜尋各種可能的另類療法時，研究過許多靈療者，他覺得其中有許多人「似乎是冒牌貨」。然而，這位靈療者João Teixeira de Faria（病人暱稱他為上帝的約翰）免費替人治療，深深吸引麥修：

這位男士吸引我注意的一件事是，他開的是一間免費診所。他免費為人治病……首先，我沒那麼多錢能付幾千美元嘗試任何新的治療方式；同時，有人並非為錢替人看病，也很吸引我……這讓我相信，此人是真心願意替人治病。

免費治病這點深深吸引麥修，不過上帝的約翰的治病過程聽起來荒誕不經。他顯然具備靈魂出體的能力，能夠進入出神狀態，讓更高靈體進入其身軀，以進行能量治療的工作。雖然整件事聽起來很瘋狂，但有許多癌症病人顯然被此人治癒，這使麥修深感振奮。他因而將機票從秘魯改成巴西，但後來發現他的機票無法退換或更改目的地。因此，他只好接受現實按原定計畫前往秘魯，心想或許日後再去拜訪上帝的約翰。

前往秘魯的兩週前，麥修找時間跟朋友相聚，他很清楚這可能是最後一次相見。儘管他有強烈的求生意志，但那段日子裡，他的預後對他造成極大心理壓力。有天早上，他朋友的隔壁鄰居——他從未謀面，但聽說過麥修狀況的女士——打電話跟他說，上帝的約翰治好了她的乳癌。這是麥修第二次從一個完全陌生的人口中聽說有關上帝的約翰事蹟，他還記得自己被這種巧合嚇了一跳。她邀請麥修到她家分享其經歷，並播放上帝的約翰傳送療癒能量給病人的錄影帶給他看。

朋友鄰居的故事與錄影帶只是激起麥修去見上帝的約翰的渴望，但因為到秘魯的機票無法退換，因此礙難成行。他感謝對方抽空分享訊息，並向她保證當能力許可他就會去見上帝的約翰。麥修描述她的回應：

> 她告訴我的是一份愛的禮物……她說：「如果你真的想去，我現在就可以幫你買機票，也會幫你安頓好。等你

一有錢就還給我。如果你的心告訴你為了治療該這麼做，我不想因為錢的理由而讓你打退堂鼓。」那天我回家時，手上多了一張到巴西中部的機票，那時距離出發到秘魯只剩下兩週！這一切很不可思議。後來我當然還她錢。我一有錢就立刻還她，她是我第一位償還借款的人。就是由這些小事匯聚成愛的力量，我相信這是強大的療癒力量。

接下來幾週，麥修不斷見到更多陌生人，他們不是才剛見過上帝的約翰，就是他們的朋友們也剛去過那裡，他們帶來很正面的訊息。在飛往巴西途中，坐在他旁邊的人也是要去見上帝的約翰。對麥修來說，這一切似乎都在告訴他：「沒錯，你終於聽見我了，你終於願意傾聽了。」就這樣，2003年11月，他發現自己獨自待在巴西中部的農村艾巴迪雅尼納（Abadiânia）的旅社房間，拖著腦瘤第四期的病軀，準備去見這位號稱上帝的約翰的靈療者。

麥修約在凌晨兩點醒來，注意到浴室的燈光還亮著。疲累不堪的他閉上眼睛轉過身，試圖不去管它，可是燈光讓他無法入眠，只好爬起來關燈。麥修描述接下來發生的事：

我半睜著眼往裡面望，看到的並不是浴室燈光。有個東西在裡面動來動去——浴室裡有某種東西。然後我看見有個女人走出來，她整個人沐浴在光中。我看不清她的臉，但她就是這片美麗的、美麗的光的化身。我無法描述那種顏色，但它就像是……完美的光。她緩緩地向我走來，不發一語，卻伸出手，然後就在我身側，伸出手來放在我頭上。

就在那一瞬間，有一股暖流如顏料般從我頭部沿著身體緩緩滑下，遍滿我的全身，彷彿身上的每根神經、每根骨頭都能感受到它，我就這樣完全沉浸其中。我閉上雙眼，將自己全然交託給它。就是這種感覺——我認為是完美的感覺：是一種很純粹的、純粹的愛。那是一種遼闊無邊的慈悲、福佑、狂喜感，是一種圓滿完美的感覺。我整個人沐浴其中好幾秒鐘，被深深吸引。當我睜開眼睛時，它（那種感覺與那個女人）已經不見了。

然後，我才發現自己一直坐著，完全清醒地坐在床上，我非常清楚自己不是做夢。剛才發生的事是千真萬確的。我仍能感受到那股暖流在我體內的麻刺感。這是我這輩子經歷過最強烈的體驗。或許當時我還不了解，但那就是愛。那就是愛的本質。那就是上帝的本質。

過去麥修從未體驗過這類事情。他生長於沒有宗教背景的家庭，也沒去過教會。在這個經驗之前，他沒有任何宗教信仰。據他描述，最接近上帝的感覺，就是當自己置身於大自然，與森林和陽光為伴時的感受。事實上，他向來排斥宗教，因宗教史處處是戰爭與醜聞的斑斑血跡。儘管如此，他在浴室中跟「聖靈」接觸的體驗，深深觸動他的靈魂，喚醒他內在某種東西，如今他稱之為信仰：

> 我認為每個人內心都有信仰，但有時我們從未找到它，有時是它從未被喚醒。這一切只能怪我們自己，並不是別人的錯。有時我們對它視而不見，但我絕對相信人都有信仰，我的信仰就是在那個晚上被喚醒了，隨著我在艾巴迪雅尼納的體驗持續增加，我的信仰也變得越發堅定，求生意志也越來越強烈。

隔天早上，麥修與約 500 個人一起排隊等候跟上帝的約翰見面，每個人約有 10 秒鐘時間接近他，以獲得他散發的高頻能量。他們依照指示全都穿上白色衣服（據說這能讓高靈更快速讀取他們的能量場），大家在隊伍中慢慢前進，在見到上帝的約翰之前，他們會先穿過兩個靜坐室。當麥修走到隊伍最前方時，他（透過翻譯）告訴上帝的約翰，希望自己的腦瘤能被治癒，上帝的約翰凝視了他一會兒——同時解讀他的能量場，再賜予他一股高頻能量——然後他（透過翻譯）指示麥修做兩件事：首先，開始每天服用高能量西番蓮藥草，第二，他每天都得到大冥想室裡靜坐（即上帝的約翰接見病人的房間）。

上帝的約翰每星期有三天接見病人，期間約有 100 個人會受邀在他置身的房間裡靜坐。這個房間稱為「氣場室」（current room），因為這個房間存在強烈的能量場。有些人跟麥修一樣，按照上帝的約翰要求到氣場室靜坐，因為他們需要治療，而其他健康的志工則被上帝的約翰要求共同靜坐，協助維持最強烈的能量波動。麥修按照上帝的約翰建議，在他每週會見病人的三天期間靜坐，且開始服用西番蓮藥草。他原先只計畫在治療中心待一個月，但很快就習慣白天待在上帝的約翰身邊靜坐，晚上回到旅館休息並進食的日子。艾巴迪雅尼納的那間旅館頗像青年旅舍，不僅收費低廉，還供應家常料理的三餐。麥修很幸運，因為家人與朋友願意替他支付廉價旅館的費用；而上帝的約翰提供的治療又完全免費。

剛到那裡前幾天，他都閉眼在氣場室靜坐（依照指示），某天，有個坐在旁邊的人輕輕抬起麥修的手，慢慢舉向他的頭部，然後就停在頭頂，他雖滿心困惑但仍閉著眼睛，手在頭上停留數秒後，慢慢又被放回大腿上。但那個陌生人很快又抬起他的手放到頭上，這次還輕拍他的頭。此靜默訊息是在告訴他：把手停放在頭部。

然後，發生了很奇妙的事。不久後，他又開始經歷與上次相同的經驗：洋溢著福佑的感受，從他的手沿著身體緩緩往下流動。這種充滿福佑感的過程約持續了幾分鐘，那個陌生人才輕輕將手從他的頭部移開，放回大腿上。麥修目瞪口呆坐在那裡，驚嘆這奇妙的轉化。幾小時後，靜坐結束，他終於睜開眼睛，滿懷感激地轉身問這個陌生人：

> 我看著眼前這個完全陌生的人——之後我們成為非常非常要好的朋友——然後我說：「謝謝你！」他說：「謝什麼？」我說：「因為你做了這件事！」我把手放在自己頭上。我心想，這個傢伙怎知道我有腦瘤？他怎麼可能知道這些呢？他說：「喔，那不是我做的，是聖靈要我這麼做。」

大多數去見上帝的約翰的人都是停留一到兩週，他偶爾會建議某個人長期待在艾巴迪雅尼納，直到完全康復為止。麥修屬於後者，由於剛到那週他便體驗到神奇的事，所以很樂意多待一陣子，反正回美國後醫生也是束手無策。有時，他的確很想念家人與朋友，但也認為在上帝的約翰身邊，自己的健康有所進展，而回家唯一的治療選擇就是安寧照護。他的朋友與家人繼續慷慨支持他所需費用，但其中也有人對這種另類治療心存懷疑。

他每天服用藥草，並且每週三天在氣場室靜坐六小時，約一個月後，上帝的約翰指示麥修接受第一次能量手術（energetic

surgery），這不是肉體層面的手術，而是跟其他人在房間共同靜坐 15～30 分鐘，一起接受能量手術。麥修解釋說，那些透過上帝的約翰來進行手術的聖靈，運用這些手術調整病人的能量場。他們稱之為手術，是因為聖靈明顯地在斷開、疏通，及／或修復其能量經絡，如同西方手術會切除、疏通，及／或修復你的動脈。這些能量手術是非侵入性的，不會讓人感到痛苦，且手術後會極為想睡。例如，接受某種手術後，病人會睡上 16～24 小時，是常有的情況。麥修很享受第一次手術後這種平靜、令人沉睡的經驗，然後他又依照指示，回到每週三天到氣場室靜坐，以及每天服用藥草。

上帝的約翰在與他短暫的互動中，從未稱他的狀況為「癌症」，只是（透過翻譯）說：「你的腦袋裡有某種力量強大的東西。」同時有好幾次當他閉著眼睛在氣場室靜坐時，感覺到上帝的約翰靠近他。上帝的約翰會將他的手放在麥修頭上，麥修便立刻感覺到祝福的光再度澆灌下來。

麥修就這樣待在上帝的約翰的治療中心三個月，直到簽證到期，於是他返回美國探視家人，並重新辦理簽證。往後一年他都是在巴西待三個月，然後回美國辦理續簽。家人很樂意為他支付返鄉機票，當他們看到他的氣色明顯變好，便毫不猶豫為他支付返回巴西的機票與便宜的住宿費用。當我詢問麥修為何在上帝的約翰那裡待這麼久，他回答：

> 我說，如果我想做這件事，那就非做不可。當時我並不了解這股動力，如今才知道這就是信仰。你必須相信某些東西，不能就這樣半路出家。我相信你只要去做就對了。你不需急病亂投醫，嘗試各種療法，只要選擇自己相信的那種就好。我的意思是，現在我可能是相信聖靈，還有上帝的力量。但「約書亞」可能會對化療效果有百分百信心，那麼化療或許就能對他有療效，對我卻起不了任何作用。（對治療有信心）本身就是一種力量，我不知道每個人對此事的拿捏分寸在哪裡（信仰與治療），但我認為，大多數人都不了解信仰與自力救濟所產生的力量，其實遠超出他們的理解範圍。

麥修的醫生希望他能回去接受磁振造影，但他一直拖延。他不僅擔心腫瘤持續成長，還害怕會讓朋友與家人失望，畢竟他們辛苦籌錢支持他嘗試其他療法。雖然他深信在上帝的約翰中心發生過力量強大的事件，但不希望磁振造影可能帶來的「壞」消息，動搖他剛建立起來的信心。所以在治療的第一年，他完全不理會醫生的要求。

他待在上帝的約翰那裡約一年後、回到美國探訪家人，突然覺得自己已準備好接受磁振造影檢查。他只將此事告訴母親，就在未告知其他人情況下悄悄前往。上帝的約翰並未告訴他此病已正式「治癒」。上帝的約翰會對在他身邊治療很久的人如此說。可是，麥修已準備好接受常規醫療的科學檢驗，以確認自己健康是否有進步。經過磁振造影後，醫生終於告知他結果：

> 有一位很棒的放射科醫師走進來跟我們說話。他說：「我有個好消息！」這時，我還以為他要說腫瘤已消失，但仍不敢抱太大期望。他說：「從我們所拍攝各種角度的造影看起來，你的腫瘤雖然還在，但已大幅萎縮。」

聽到這個消息，他的信心指數立刻「飆升到一百」。但同樣讓他驚奇的是，此消息讓家人與朋友也信心大增。他有個極好的朋友出身醫生世家，她向來認為，如果身體出了毛病，就應該找醫生把問題「解決掉」，她壓根就不相信上帝的約翰對麥修的病真的會有幫助，只是盡朋友之誼支持他。當她獲知此消息，便打電話給他哽咽地說：「你盡快再回到那個地方，繼續接受目前正在進行的治療！」他描述當天所有親朋與家人的反應簡直是「太驚人了」。由於大家的熱烈支持與鼓舞，他又盡快回到艾巴迪雅尼納，還是每週三天在氣場室靜坐。他相信自己得到療癒的主因是當時靜坐的結果：

> 我認為我做的那些可能對治療帶來幫助的事，絕大部分都發生在氣場室。對我來說，這些事產生的效果跟任何我所知的手術都同樣強大。某天，中心有個帶領者對大

家說：「去告訴所有你認識的人：『我原諒你』……不要只是口頭上說說而已，一定要真心誠意。」……這實在是一件很值得做的事：將那些隱藏在內心深處，可能造成自己與他人隔閡的所有負面能量都排除。尤其是那些你真的覺得很討厭的人，想辦法對他們說：「我真的很抱歉。我愛你。我希望你一切都圓滿如意。」這並不是說你必須跟他們社交，但實在沒必要緊抓著負面能量不放，這對彼此生命都是很大的浪費。

在此期間，麥修碰見一位女士，她是巴西人，也待在上帝的約翰中心，但並非為了治病，而是療癒情緒傷痛。因為她哥哥最近才因罹癌辭世，父親也在多年前因罹患與麥修相同症狀的腦瘤而過世，她為此悲痛萬分。經歷此特殊遭遇的她，竟會愛上一個患有跟奪去她父親同樣癌症的男人，似乎是冥冥中的奇妙安排。可是，命運常常帶有諷刺意味，她與麥修一見鍾情。麥修如此形容：我們的靈魂「立刻彼此吸引」。

同時，他一直相信治療在持續進步。某次，上帝的約翰告訴他，要為他進行另一次能量手術，但麥修卻志願接受肉體的手術——就是當初他在朋友的鄰居家中觀看錄影帶時看到的那種神祕難解、未施打麻藥情況下進行的手術。當時他抱持的心情是：完全願意接受上帝的約翰所提供的「任何一種」體驗，因此便自願嘗試。上帝的約翰認為，若有人覺得自己需要某種實質證明，才願意相信肉體確曾經歷某些變化，那他容許大家志願接受肉體而非能量層面的手術，雖然他已一再強調，無論能量或肉體層面的手術，其實效果不分軒輊。所以，在當天約 50 個預定接受能量手術的人當中，麥修跟其他兩人要求接受肉體手術：

> 輪到我的時候，上帝的約翰走到我面前說：「不，你不需要接受這種手術，你需要的是靈性層面的功課（work），我要你現在就回到靜坐室，然後坐下來，我不希望你再回到這裡來。」所以，我得到了非常、非常明確的訊息。（大笑）

他還是每週三天在氣場室靜坐，每天服用藥草，偶爾依照上帝的約翰指示接受能量手術，就這樣又過了好幾個月。他把其他時間花在陪伴那位讓他一見傾心的美麗巴西女士，經過一整年熱烈追求，他們決定以簡單隆重的儀式在巴西結婚。

某天，麥修仍如平日般靜坐。從他初抵上帝的約翰中心以來幾乎快兩年，那天剛好也是他過完生日的隔天，他對於治療的進展、自己的婚姻，以及在巴西的生活都感到相當快樂與平靜。經過整日靜坐後，上帝的約翰正準備帶領大家做結束禱告。但就在此刻，他走向麥修並將手放在麥修頭上，在這兩年裡他也做過好幾次類似的事。麥修再度感受到從上帝的約翰手中傳來一股美妙的福佑（至福）光明能量澆灌全身。可是，後來發生某些新的情況：

> （上帝的約翰）拿起我的手，把我拉起來。（大笑）我們一起走向氣場室的前方，然後他讓我轉身。他告訴翻譯：「現在，我要你轉身，面向這房間。」然後他說：「現在，我要你清楚告訴在場所有的人，兩年前你是帶著什麼樣的疾病到我這裡來，然後再清楚告訴大家，你的病已經治好了。」（開始啜泣）
>
> 這真是我人生中最美好的一天！就在那個瞬間，我很清楚自己的癌症已經消失了。他又繼續說：「我要你盡快到醫院去看醫生，接受一次磁振造影。我要你帶你的檢驗報告回到這裡，向大家證明這顆腫瘤已消失，因為這件事對於將來許多人而言，將會是極具震撼力的事情。」所以我就照他的話做了，我接受了磁振造影——腫瘤已經不存在了！（哭泣）這是我人生中的奇蹟。

這個好消息的衝擊沉澱下來之後，麥修與妻子決定待在艾巴迪雅尼納。她在那裡有一份很好的工作，心理上還沒準備好離開，麥修也很樂意有更多時間待在上帝的約翰中心。他開始在中心當志工，每天協助維持極長的排隊人龍，有時則在氣場室幫忙「穩住」能量。

某天，麥修正在當志工時，上帝的約翰經過他身邊，並說：「我是人稱荷西（聖靈）者。我治癒了你。」另一天，上帝的約翰又替一個叫聖依納爵（St. Ignatius）的聖靈傳送訊息，他對麥修說：「我治癒了你。」（據說上帝的約翰為 30 多個不同的靈傳達訊息，也稱為高靈〔entities〕，會隨著不同病人的需求而變化）當我問麥修兩個不同的高靈都認為是自己治好他的病，他有何看法，他回答：

> 我的理解是，他們全都療癒了我。（上帝的約翰中心）那個叫荷西的高靈，還有個奇怪的名字：「愛的高靈」（The Spirit of Love）。所以，這再次說明愛的力量多麼偉大，我認為從許多方面來看，其實就是愛的力量療癒了我。我認為這是所有聖靈共同合作的結果。這就是愛。這就是上帝。他們都是一體的——我們都是其中的一小部分……我向來都明白聖靈是上帝的手指，上帝藉由他們來動工以完成工作。

麥修在上帝的約翰中心待了整整四年，前兩年他專心於自己的治療，後兩年則當志工並幫助其他人的治療過程。目前他跟妻子每年分別待在美國與巴西各半年，準備迎接他們的第二個孩子。麥修的健康狀況依然良好，他的美國醫生對於磁振造影結果顯示腦瘤完全消失的現象，依然大惑不解。

當我初次訪談麥修，聽他說完這個令人不可思議的療癒故事之後，必須出去散步一小時，才能讓自己沉澱下來，消化聽到的所有內容。我在做研究期間，已經在上帝的約翰中心待了四週，對於該中心可能發生的治療狀況已頗為熟悉。然而這個故事有感人至深的力量，每當我聽到都屏氣凝神。無論你是否同意麥修所做的選擇，這個曾罹患致命腦瘤的年輕人，如今已經完全康復是千真萬確的事實——而且是一件極其美妙的事。

麥修的療癒故事之所以撼動人心有許多因素，其中最吸引人的還是那位叫上帝的約翰的靈療者。從我開始宣布博士論文的研究主題後，就有許多人堅持我必須拜訪他在巴西設立的治療中心。經過仔細研究後，我發現這裡曾治癒好幾百名癌症病人，便決定將此地納入研究行程當中。

抵達之前，我已讀過許多與主題相關的書籍，其中最棒的一本是《上帝的約翰：觸動百萬人心的巴西靈療者》（*John of God: The Brazilian Healer Who's Touched the Lives of Millions*），作者是希瑟・康明與凱倫・樂芙（Heather Cumming & Karen Leffler）。到巴西的前兩站是尚比亞與辛巴威，當地的另類治療者也相信，透過通靈能夠傳遞療癒能量。所以，當我抵達巴西後，對於靈療者在出神狀態中替人治病的現象已不感到陌生。

但我沒料到，在上帝的約翰中心似乎環繞著一股顯而易見、平靜的能量場——我實在找不到更好的描述。對我以及其他人來說，我們待在那個治療中心比起在家裡，能更快速又深沉地進入冥想狀態。當然，這有可能是某種安慰劑效應；換言之，純粹因為相信上帝的約翰中心會發生能量強大的事情，讓我們有更深刻的靜坐經驗。或是因為數百個人集體靜坐，而導致更快速與深入的體驗。無論真正的原因為何，我們都發現，我們開玩笑稱之為「力場」（force field）的那股能量，是一種無比寧靜，能令人放鬆入眠且具有療效的力量。

我親眼見到上帝的約翰後，整個人也感受到波濤洶湧的能量，完全是我始料未及的（在人類學研究中，有時必須參與各種儀式以便獲得更全面的了解，此原則絕對適用於該中心）。後來，我因消化道方面的小問題接受了一次能量手術，事後竟不可思議地連睡 18 個小時，以前我從未發生過這種事。這雖只是個小毛病，但待在該中心的四週當中，原本長期困擾我的消化問題最後幾乎完全解決，後來也未曾再復發。

關於待在該中心的情況，我還有許多東西可討論。簡言之，那位叫上帝的約翰的男子似乎能將極強大的能量傳送給別人，包括我在內的許多人經歷一種無傷害性、深度放鬆，且對身體與情緒層面有益的能量。我不敢確定這過程是否有更高的靈體參與其中，但對我來說，治療結果比運作過程的細節來得重要。

行動步驟

如果你正在考慮是否該搬到巴西住兩年以保住健康，我有好消息告訴各位：不需要這麼做。麥修的故事是一個非常吸引人的特例，所以我把它當作本章的主要故事，但我知道有更多案例，人們可以舒適地在自家運用免費的靈修，讓自己重獲健康。這就是與靈性力量連結的美妙之處：除了時間之外，你不需要其他的花費。

請記住，所謂的靈修是鼓勵你去覺察——自己的身體與情緒——那股深層的寧靜與平和感。為了獲此體驗，首先你必須找到一種能讓自己紛亂的心沉澱的方式。許多人剛開始是以極幽微的方式感受靈性能量的存在，它彷彿一股寧靜柔和的浪潮——可能與靜觀落日餘暉後的感受很類似。若你想把這種感覺加以延伸，可能必須下定決心每日靈修，讓那種感覺隨著時間推移而增強。

以下的一些靈修方式，你可以嘗試在本週就開始練習：

- **深呼吸**。現在就花點時間做，放下手邊所有工作，閉上雙眼，做十次深深的吸氣與吐氣。在吐納的同時將雙手放在下腹部，這樣你就可感受到雙手會隨著呼吸而起伏。安靜做數十次深呼吸後，再睜開雙眼，覺察自己是否感覺更平靜。若是的話，就下定決心每天都這麼做，連續做兩個星期。

- **到戶外散步**。今天就花十分鐘到外面散步。除了舒緩的音樂之外，什麼都不要帶。在散步時腦袋完全放空；只是觀察四周的景物。如果你一直妄念紛飛，試著在吸氣時對自己默念：我很感激__________，然後在吐氣時將句子的空白填滿。散步時間設定十分鐘。如果散步後覺得內心平靜，就下定決心每天散步一次，連續做兩個星期。
- **引導式冥想**。你可以從網路或住家附近的圖書館取得引導式靜坐光碟，運用觀想技巧讓紛亂的心沉澱下來，我最喜歡的包括卡巴金（Jon Kabat-Zinn）與艾克哈特・托勒（Eckhart Tolle）。若你做過引導式觀想之後感覺更加寧靜，就下定決心連續做兩星期。
- **每日禱告**。如果你願意禱告，每天找出固定時間，至少安靜地禱告五分鐘。當你禱告時先深呼吸，誠摯地想像自己正與一股寧靜、神聖的能量連結。
- **靈修團體**。詢問住家附近是否有社區性的靈修團體（例如，每週共同靜坐或禱告的小團體），含有積極的靈修成分（與單純聽演講或講道不同）。對許多人，尤其是對初學者而言，參與團體性共修，能夠培養他們的責任感，並獲得所需要的支持力量，養成每日穩定靈修的習慣。
- **線上（靈修）團體**。如果住家附近沒有可實際參與的靈修團體，你可以嘗試加入線上的團體。再次提醒，請尋找以修習為導向的團體，鼓勵團體成員每日檢討自己靈修的進展。

記住，以上所談的這些靈修例子，目的不只是為了你的精神健康，同時也會帶來身體健康。當紛亂的心停止運作，靈性能量開始流遍全身，你的身體就會產生全面健康的轉化，包括從你的松果腺與腦垂腺會大量分泌健康的激素進入血管，增加體內帶氧量，促進血液循環，降低血壓，增加消化與解毒能力，提升免疫系統與關閉有害基因的能力。這些修習能夠以極有效的方式讓你的身體變得更健康，尤其是當你每日靈修的話。

長期以來，研究人員不遺餘力地努力了解靈修對身體的影響，我相信總有一天他們能夠找到答案，清楚解釋麥修為何與如何能夠運用靜坐與靈性能量連結，以療癒自己的病。或許本章想傳達的最重要概念是：靈性力量是無條件之愛的一種實質的體驗，這種愛源自每日「連結式」的修習，諸如靜坐、禱告，甚至跳舞、唱歌、蒔花種草等等。換言之，靈修的概念不應侷限於心理層面的宗教信念，而應該透過每日靈修，產生讓全身遍滿福佑能量的體驗。因此我建議癌症病人尋找一種適合自己的連結式靈修——不僅因為如此做能提升免疫系統功能，而是因為這樣做真的感覺很棒。

Chapter 9

強烈的求生欲

我認為大多數人尋找活著的體驗，
大於對生命意義的追尋。
——喬瑟夫．坎伯

我在世界各地進行研究之旅期間，開始對完全緩解者與另類治療者的訪談內容進行分析，注意到一個一再出現的現象，起初我稱之為「抱著一種『我不想死』的心態」。隨著研究持續進行，我發現這個說法還不夠精確。儘管他們確實不想死，但這背後是因為他們真的想活下去，當中有著微妙卻重要的差異。

例如，在過去十年的諮商工作中，我曾見過許多非常害怕死亡的癌症病人，這些人當然有強烈的「我不想死」的態度。然而我在訪談中看到的卻是不一樣的東西；這些人對生命的熱情遠超過對死亡的恐懼。事實上，其中有些人根本無懼於死亡，認為死亡只不過是生命轉換成不同的存在形式，死亡在「注定該發生的時候」就會發生。不過，在死亡來臨前，這些還保有血肉之軀的人，對想要做的許多事情仍抱著躍躍欲試的心態。由於這種微妙的差異，最後我更改了第九項因素的名稱。

檢視過「強烈的求生欲」的三項特質後，我們會讀到一位女性的療癒故事，看她對生命的強烈熱情如何成為治癒末期大腸癌的強大驅力。本章最後會列出簡單的行動步驟，幫助你把此重要動力融入實踐行動中。

源自生命核心的信念

完全緩解者或另類治療者都認為，人的生存欲望必須源於最內在的存在核心，且對此堅定不疑。這種堅定的信念就是：「沒錯！我想**繼續活下去。**」他們心志堅定且對生命充滿歡欣雀躍，渴望盡可能活在世上。我研究的另類治療者中，來自夏威夷的靈療者 Serge Kahili King，以恐懼來描述這種概念：

> 如果你的身體是完全放鬆的，就不可能感受到恐懼，這是一種經驗事實。然而，世上有好幾百種放鬆的方式，像是按摩、靜坐、遊戲、大笑、藥草，但這些不見得能解決問題。真正的問題隱藏在不安、恐懼背後。真正的問題甚至不是認為某種東西很可怕的想法，而是你感到絕望。當這種（絕望）困境解決後，恐懼就消失了……巨大的不安也隨之消散……基本上，我真正要談的是信心，一種核心信念……就我所知，沒有任何速成技巧可產生這種信心。這需要內在的覺察，以及更多的決心才能辦到。

同樣的，長期癌症倖存者莉兒・福森（Leigh Fortson）就是發現此種核心信念而得以存活下去。她 48 歲時被診斷出肛門癌，當時兩個孩子只有 10 歲及 12 歲。不幸的是，之後三年癌症又復發兩次，迫使她尋求能融合西醫手術、放療與化療的互補療法。在如雲霄飛車般的治療過程中，那股堅持活下去的核心信念是支撐她屹立不搖的重要力量：

得知診斷結果時，我內心充滿疑問，思考著自由意志、意識和自己健康之間的關係。剛開始我的想法就跟一般人一樣，優先考量的是孩子，因為他們是我想活下去的理由。然而，第二次結果出爐後，我開始為自己設想而找到活下去的理由，因為我在世上尚有未完成的義務。這招很有用。在那段治療的日子裡，我的身體在好轉與復發之間反覆。於是我領悟到，內心深處那股求生欲望正是我來到世間真正的目的：讓生命盡可能充滿著愛而活著。我們來到人間的目的，就是要將生命真諦發揮得淋漓盡致。即使對這個人生我有滿心憤恨，每當自己或我所愛的人陷入困境，每當身上的腫瘤與放療使得我寸步難行甚或步履蹣跚，每當身體因種種煎熬而痛楚難當時，我就自問：「即使必須承受這些折磨痛苦，妳還是渴望活下去嗎？」這時身體總是會傳來輕微的悸動，我彷彿聽見靈魂深處的吶喊：「是的！」

自從莉兒獲知診斷結果至今已七年，堅定的求生意志給了她所需要的力量，繼續尋找新的治療方式以改善健康。

你的心支配你的身體

本書已討論過此第二項特質好幾次，但仍值得一再重申：你的心支配你的身體，反之則否。

以科學立場來看，這是一個已知事實：當內心產生強烈念頭和情緒，身體會立刻釋出效力強大的激素進入全身血管；它們會對人體的免疫系統產生有利或有害的影響，完全取決於這些念頭和情緒的性質。從另類醫療觀點來看，人若抱持強烈求生意志，便能將氣導入身體。類似於吸氣，另類治療者相信，當我們懷抱雀躍之心活著，便能將生命氣息導入身體，但若覺得了無生趣，最後就無法獲得足夠能量維持身體順利運作，因為氣正是給予身體生命的能量。

葛倫・薩賓（Glenn Sabin）就是相信心靈力量能支配身體，反之則否的完全緩解者，他的求生意志來自於渴望有孩子，並親眼看到他們成長，他創發了一種全面性、整合性的腫瘤治療方法，使他的慢性淋巴細胞白血病（CLL, chronic lymphocytic leukemia）獲得完全緩解——此病被視為「不治」之症——且是在沒有採用化療或骨髓移植等常規治療的情況下。在療癒過程中，他最重大的發現就是心靈的力量凌駕肉體：

> 當我知道罹患了常見於70多歲的人身上，屬於不治之症的白血病時，我才28歲而且是新婚。我眼前擺著的選擇只有兩種：實驗性骨髓移植，或是「觀察性等待」——基本上就是乖乖等待疾病發動第一次攻擊。我是如此熱愛生命，整整20年來，不辭勞苦一心尋找答案，只想了解怎樣才能讓身心調整到最佳狀態，以獲得療癒能量。

多年來，我遵循一種嚴格的、以治療為基礎的整合性腫瘤治療指南，內容包括運動、服用補充品、改變飲食、身心鍛鍊，還有其他更多方法——結果得到完全緩解。經歷過這一切後，我開始相信人腦是力量最強大，也最不為人所知的身體器官。我相信它是操控整部身體機器運作的樞紐，我們的腦與生俱來龐大的療癒力。無論想治療任何疾病，都必須先擁有平靜的、不受束縛的心靈，以及強烈的求生欲望。

從葛倫得知診斷結果迄今已超過22年，如今他認為自己並非癌症倖存者，而是癌症「鬥士」（thriver）。他和妻子育有兩個孩子，家人一直是他生命中歡樂與靈感的泉源。他的案例已被波士頓的丹那—法柏癌症學會（Dana-Farber Cancer Institute），以及他的腫瘤科醫師也是哈佛大學醫學院院長李納德（Lee M. Nadler）列入醫學紀錄。

類似葛倫者還有我訪談的一位辛巴威另類治療師，他也相信心靈是身體健康的基本型塑者。雖然這位治療師在其薩滿療癒工作中會運用許多密教的技巧，如傾聽他的高靈指導者告訴他病人的健康狀態，他堅信治療過程中最重要的是病人抱持的信念：

我曾見過我的（常規醫療）同僚對某些疾病束手無策……每當碰到那類病人，醫生就會告訴（病人），說他們快要

> 死了。我的高靈卻告訴我，他們不會死；他們還會活下去！……讓病人情況好轉的原因在於他們相信自己會活下去，能解決眼前的問題。當你的理智相信某件事，整個身體就會接受此信念，那麼你的問題就能迎刃而解（即很快克服）。當你的頭腦不接受你將會克服困難，那你只有死路一條。這就是信念的力量，它使人們恢復健康。

根據這位非洲靈療者的看法，我們的身體會傾聽心的訊息：若心對於活著感到雀躍，身體就會充滿生命能量，若心深陷恐懼和絕望，身體便會與這股重要的能量分道揚鑣。

找到生命的召喚

為了燃起生命的熱情，人們往往需要跟內心最深處的欲望或召喚進行接觸（或重新接觸）。對許多人來說，「強烈的求生欲」意味著要在生活中找回創造力（creativity）。很不幸的，許多人已經與自己的創造力脫節。例如，許多人在工作上找不到太多創造力的出口，下班之後就被煮飯、打掃，或者照顧孩子與休息所填滿。

可是，當癌症來敲門，代表的是生命的一記警鐘，讓人們警覺到：他們對生命的各種面向早已失去熱情的事實，這可能是他們的事業、親密關係、家庭生活、靈性生命、社團，或各種嗜好。一旦被診斷出癌症，迫使人們反省自己的生命最想做何種轉變，才能讓他們的餘生——無論多長——盡量活得快樂且有意義。

譚蜜・波莫爾（Tami Boehmer）是長期癌症倖存者，一場大病使她找到內心最深處的召喚。她在 38 歲時被診斷出初期乳癌，六年後復發時已轉為第四期，她決定嘗試整合療法來解決問題，將營養補充品、運動、觀想、信仰，與天然飲食融合常規治療。儘管如此，她意識到生命中仍欠缺某些東西：

> 儘管做了一切努力，我卻開始對死亡感到沮喪與害怕。每天早上我睜開眼睛就會想到：我得了癌症。我當然有強烈的求生理由：我還有丈夫，尤其是我的女兒，當時她只有九歲。我知道我必須在她身邊，把她撫養長大。我需要讓這一切成真的那股希望，醫生們給我的答案卻剛好相反。那時，我得到某種啟悟。我決定寫一本有關末期癌症病人，以及他們如何擊敗病魔的書。我想這不只對我能產生治療效果，也能幫助其他人。我內心的空虛感開始消融，寫書就是我正在尋覓的人生目標，而它帶給我希望：我也能擊敗病魔，並將女兒撫養長大。

譚蜜的書《從絕症到奇蹟：擊敗病魔的癌症倖存者》（*From Incurable to Incredible: Cancer Survivor Who Beat the Odds*）實現了她內心深處的召喚：散播希望給他人（與自己），不過她更想專心陪伴她的丈夫與女兒。

喬西・雷文（Josie RavenWing）跟譚蜜一樣，也強調培養新的人生目標以維持健康的重要性。她是美裔的能量治療師，目前大部分時間待在巴西。她解釋了生命能量與強烈的求生欲之間的關係：

> 大家都聽說過退休症候群或空巢症候群，當各種人生規劃已逐步實現，最終到達某個臨界點時——例如退休或兒女長大離家——他們往後的人生可能就失去目標。當他們的人生不再有目標時，經常會發生這種情況：他們的生命能量就此一蹶不振，正當他們準備卸下人生重擔，應自由自在安享清福的時候，卻往往開始生病或很快死亡。因為他們並未設定任何人生目標，生命能量無法朝某個目標前進。所以我說，人生還有遠大的夢想，仍有很多想做的事情，以及還有強烈求生欲望的人——這些都是治療過程中加速找回健康的重要因素。

對喬西與許多另類治療者來說，讓生命擁有足夠的、能振奮人心的目標或計畫，是讓身體擁有足夠的氣以保持健康與活力的關鍵因素。

強烈的求生欲研究

具備強烈求生欲表示你把專注力放在自己想要活下去的原因，而非自己可能死得比預期時間來得早這件事。在某些情況下，別人會以為你的行為是想全盤否認死亡的可能性。我們常以為否認是個負面字眼；可是談到癌症時，研究顯示，若帶著些許否認心態，事實上對病人而言是相當健康的事。例如，有一項指標性研究顯示，在追蹤乳癌病人五年之後，發現那些剛開始對自己的癌症抱持否認態度者，其復發機率遠低於那些起初反應是麻木接受或無助的婦女。[1]有三個類似的研究也顯示，癌症病人的否認心態程度較高，跟存活期較長有重要關聯。[2]最近有一項對肺癌病人的研究顯示，否認程度較高的病人與較低者比較，前者經驗副作用的程度較輕微。[3]綜合看來，這些研究結果顯示，不將重心放在死亡，而放在其他事情上，如強烈的求生欲，事實上能夠讓你存活較久、降低復發機率、副作用也較少。

儘管否認死亡可能會讓你活得較久，其他研究也顯示，沮喪情緒可能會使你死得較快。沮喪的特徵是：無法找到生命的快樂；因此可以把它視為強烈的求生欲的**對立面**。許多研究——包括檢視 76 項對於沮喪與癌症的關係所做的研究結果的後設分析，都顯示，沮喪及／或絕望的癌症病人，與不沮喪者相較，明顯死得較快。[4]此外，無論哪一類癌症或何種文化背景，以病人沮喪程度來預測其死亡率的理論皆一體適用。[5]沮喪的癌症病人常會說出類似的話：「我只想放棄。」代表他們不再有強烈的求生欲。總之，這些研究蘊含的訊息是：沮喪會加速癌症病人死亡。

研究顯示，否認心態有助於癌症病人活得更久，沮喪則會讓他們死得更快，那麼強烈的求生欲呢？它有什麼作用？要回答這個問題有點困難，因為目前沒有足夠的相關研究。多數研究重點都放在所謂的「鬥志」，兩者有很大的差別。擁有鬥志表示病人致力於對抗癌症。[6]具備強烈求生欲不見得表示病人在對抗什麼；而是代表病人將全副精神放在能夠帶給他喜樂、意義與快樂的事情上。有趣的是，我的類似研究也發現完全緩解者展現出罕見的強烈求生理由。[7]

當一個癌症病人具備強烈的「鬥志」，那種專注於戰鬥的精神會導致身體產生一種持續的、低強度的的戰／逃反應，這會削弱免疫系統功能，並且持續釋放壓力激素進入血管。對我們習於狩獵—採集的大腦而言，這種感覺猶如有隻老虎不斷在背後追趕我們。我相信這就是為什麼在許多精心設計的研究中，無法顯示擁有鬥志有助於癌症病人更長壽的主要理由。[8]同時，具備強烈求生理由還包括把專注力放在能為生命帶來意義與喜悅，事實上這能關閉戰／逃反應，開啟休息與修復反應，結果就是告訴身體釋放一連串能夠提升免疫力的激素，如血清素、鬆弛素、催產素、多巴胺以及腦內啡。

不幸的是，目前並沒有任何針對強烈求生理由能否幫助癌症病人存活更久的研究，但是有兩項研究可能對此主題有些幫助。我先前提過，我們可以將沮喪看成是強烈求生欲的對立面。有一項研究顯示，應用心理治療技巧來降低癌症病人的沮喪感，能大幅增加他們的存活時間。[9]換言之，透過強化病人的求生欲（透過降低其沮喪感），得以顯著延長病人的壽命。這個結果讓我們得出一個假設性訊息：具備強烈求生欲或許真能幫助癌症病人活得更久。

我們從針對高齡者（但非癌症病人）的求生意志所做的相關研究中，得到第二項訊息。在此研究中，有較強烈求生意志的高齡者活得最久，無論其年齡、性別與**先前的健康狀態如何**。[10]換言之，這項研究顯示，關於誰能夠活得最久，具備強烈求生欲凌駕於較同齡者更多病或更年老等因素。所以，雖然並無特別研究具備強烈求生欲是否有助於治癒癌症，這兩項相關研究似乎都指向一個事實：強烈求生欲跟沮喪和絕望感是對立的。一般而言，它確實可能幫助人們活得更久。

———•———

唐娜是個完全緩解者，她有兩個非常強烈的求生理由——她的兩個孫子。渴望陪伴孫子長大這股生之欲望帶給她極大力量，驅使她不斷尋找另類療法以治療醫學上認定是不治之症的結腸癌。當你讀完唐娜的故事，請省思一下你渴望活下去的理由是什麼？讓你每天早上起床的那股力量是什麼？哪些事是你一直渴望去做的？換個說法，若你的生命只剩下兩年，當你回首前塵，有哪些事會讓你後悔此生未能付諸實現？在這些答案中蘊含著某種深刻的、屬於靈魂層面的欲望，這正是完全緩解者在療癒旅程中得以堅持不懈的力量。

唐娜的故事

由於事前並無任何徵兆，因此這一切對唐娜而言猶如晴天霹靂。2005 年時，她是個充滿活力的 58 歲婦人，從終生服務的教師與校長職務提早九個月退休，她非常享受退休生活，花很多時間陪伴她的長孫，期待著第二個孫子即將誕生，在自家主持每週的團體靜坐。某天，她突然感到強烈的胃部痙攣，於是立刻驅車至急診室。她是有兩個成年子女的單身母親，擔任教職超過 30 年，很習慣跑急診室，因為學校的孩子常發生骨折或撞破頭的意外。但她完全沒料到，醫生竟告訴她，一個很大的腫瘤把她的結腸完全阻塞，隔天早上必須做緊急手術。

手術後醒來，等待她的卻是更讓人心碎的消息：切片檢查已證實是結腸癌第三期。由於癌細胞已擴散，她的胃旁已掛上結腸瘺袋。結腸造口術是一種外科手術，將結腸導入一個連接下腹部的瘺袋，因此病人術後無法再有正常排便功能。由於她罹患的是第三期癌症，代表癌細胞已擴散到周邊的淋巴結，醫生告訴她，手術恢復後，她必須立刻接受化療。儘管情況險惡，但唐娜的樂觀天性讓她不致於太過恐懼：

我從未陷入絕望的情緒。即使是在醫院時。有個醫生跟我說：「我不明白，妳怎能如此鎮定？」……我不知道；我就是不會驚慌失措……我覺得自己在世間的塵緣未了，我還要見很多人、去很多地方，還有我的孩子與孫子……我從未想過自己的健康會有問題……我不知道這是否就是所謂的完全否認心態，但這招挺管用的。

唐娜的核心信念是：希望盡可能活下去。這個念頭讓她專注於讓身體盡快從術後恢復，幾週後她已準備好接受化療。然而，才注射五天化療滴劑，她就被送進加護病房，因為她的身體完全喪失製造白血球功能。她在加護病房待了六天，身邊圍滿加油打氣的家人朋友，在她臥床期間許多人給她靈氣治療。

她的身體又逐漸開始恢復製造白血球功能，但醫生說她不能再繼續使用標準劑量的化療，因為她的身體明顯無法承受。醫生還說，如果降低劑量，化療就沒有效果。唯一的辦法是實驗性藥物，但其他病人試驗之後成效不彰，且此種藥物有潛在致命性。所以，最可行的辦法就是直接回家準備辦理後事。幸好，有個參與靜坐的朋友持不同的看法：

經過五天化療後，我看起來簡直像105歲！頭髮也全掉光了，臉色黯沉削瘦，看起來像個活死人。這時我朋友說：「妳應該除掉這些化療的毒素。去找伊莉莎白，她會幫妳把毒素排出體外。」

唐娜當然不打算回家辦後事，她想盡一切辦法要陪伴孫子長大，淨化毒素聽起來是個好方法。她的朋友解釋，伊莉莎白・帕瑟斯基（Elisabeth Pazdzierski）是當地一位針灸師與藥草專家，在鄰近風光明媚的豹山療養中心（Cougar Mountain Therapy Center）森林小屋，提供病人十天的避靜療程。唐娜深受吸引，於是告訴醫生她拒絕有致命危險的實驗性藥物治療，並報名參加下一期豹山避靜治療。她還做了另一件重要的事：控制對死亡的恐懼：

> 我心裡曾閃過這個念頭，天哪，如果我死了怎麼辦？這是我（從醫院）回家後發生的。當時我心想，我有兩個兒子，他們都已成家立業，還有孫子。而我還是想著萬一有個三長兩短。然後我一巴掌將自己打醒。妳不會有什麼三長兩短的，所以別再鑽牛角尖了。連想都別想。我還記得小兒子說：「媽，妳並沒有面對自己的情緒。」我對他說：「我已經走過谷底了，我已想過最壞的打算。」那時我的想法是：不行，我要掌控全局，我要盡力而為，我不會有什麼三長兩短。

換言之，唐娜把全副精神都放在該怎麼做才能實現陪伴孩子與孫子的願望，完全不去想自己可能會死這件事。她帶著這股嶄新的決心，拖著已禿頭的病軀前往位於英屬哥倫比亞山區山麓地帶的豹山治療中心，目標是把殘留的化療毒素排出體外，以及努力強化自己的免疫系統。治療費用相當於一次昂貴的旅遊——十天約花費 5,000 美元，包括所有食宿與治療。既然醫生都告訴她離死期不遠了，她心想把自己的積蓄拿來做最後一搏，也沒什麼損失。她想，至少還能賺到一個很棒的假期：

> 當我抵達（豹山）時，身體已經非常非常虛弱。我沒辦法走太遠，我的意思是連走到大門都有困難。但當我離開時，能夠一口氣走上好幾英哩——我才待在那裡十天！伊莉莎白起初接受西醫訓練，後來決定採取全人治療。所以她運用中醫、針灸、飲食療法……視情況需要決定採用何種方式，我每天至少做一次針灸治療，也可能兩次。

除了每天接受針灸治療外，她跟其他七位在治療中心的客人每天都吃健康的食物，主要是各色蔬菜，加上一點魚類。這種飲食對她來說是很大的改變，因為她是肉食主義者，而且向來嗜吃甜食。

她在豹山還嘗試了其他兩種治療：頻率治療（Rife machine）與磁脈衝（magnetic pulser）。這兩種療法都是很受癌症病人歡迎的另類療法，不過大多數常規醫療者認為它們對癌細胞並無顯著效果。可是有許多關於癌症病人的軼聞，卻描述他們使用這類機器後治癒疾病。機器的運作模式是透過射出各種不同頻率的電磁脈衝，其理論基礎是，因為所有原子都在振動，某些特定頻率會導致某些細胞（例如癌細胞）被「震碎」並且死亡，很類似聲樂家透過唱出特殊的高音而震碎玻璃。

唐娜還參加團體活動，幫助自己從中獲得需要的社會支持。此外，她跟伊莉莎白進行一對一諮商，探討如何釋放被壓抑的情緒：

> （十天療程）接近尾聲時，伊莉莎白跟她的助理會進行個別諮商，探討下列的問題，「什麼事情會讓妳感到悲傷或……讓妳不快樂？回溯自己的童年，檢視當時到底是什麼在干擾妳或讓妳憤怒。」……（之後）你會發現，「喔！我的問題就出在這裡。」然後你就找到（問題）根源了。

避靜結束後，唐娜的健康狀態已大幅改善。兒子們對於她能夠整整走完一英哩，面容恢復健康氣色，都驚訝不已。她對於自己能親自迎向兒子，再度充滿活力地擁抱他們，感到振奮莫名。伊莉莎白讓她回家時，給了她詳細的飲食清單，再加上唐娜強烈求生意志的驅策，讓她報名了素食烹飪課程。

從豹山回家後，唐娜從兩個兒子媳婦，以及可愛的孫子身上獲得許多愛與支持，令她精神倍增。如今她覺得自己強壯許多，她定下目標，至少每星期要與兒孫見面一次：

我有一個充滿愛的家庭，還沒準備好離開任何家人。我絕不想錯過孫子長大、求學的過程，我想帶他們到公園玩耍或去看戲。你知道嗎？祖母是他們生命中重要的一部分，他們也是我生命中重要的一部分，就這麼簡單。我一直在當老師，孩子是我生命中的最愛。與孩子為伍並照顧他們，總讓我甘之如飴。所以，我想要做這些事情是再自然不過了，我心裡只想著要帶他們到處去玩。

所以，唐娜盡一切努力以確保有機會能看著孫子長大，包括每週繼續接受針灸治療，每天出外散步。她還去看自然療法醫生，醫生鼓勵她維持在豹山的飲食方法：不吃肉類、含麩質食品、甜食，以及乳製品，並開始服用兩種提升免疫力的維他命補充品。

早在罹癌之前，唐娜便相信心靈對於身體健康有強烈影響力，她也確定讓自己的心完全專注於想要活下去的理由，以對抗任何企圖潛入內心的恐懼念頭。為此，她持續規律靜坐，每晚睡前聆聽觀想光碟。她認為身體會遵循內心的意念，所以她把維持健康以陪伴孫子長大當成首要的目標：

如果你感覺自己好像快離開人世，你的身體會注意傾聽你告訴他的話……但你可以欺騙自己，你可以告訴自己任何事情，你的身體會對這些話有所回應！所以，你可以告訴身體它是健康的。你觀想自己穿越一扇電子螢幕門，並摧毀癌細胞。每天都這麼做，身體並不了解兩者有何差異；會開始按照心靈告訴它的訊息去做……對我來說，我的意念就是拒絕離開人世。你知道嗎？我的想法就是：「不行，我還沒結束呢！」

綜合看來，唐娜用盡辦法讓自己得以看著孫子長大，從專注於找出強烈的求生理由到做運動、改變飲食、觀想、服用營養補充品，還有更多方面。從研究者的立場來看，只因為自認生命中尚有許多未竟之事，她就堅信自己絕不會死，令我相當震撼。這種強烈的欲望驅策她堅持改採新的飲食方式，持續服用營養補充品，保持每天散步——迄今她對這一切仍奉行不渝。

在醫生要她回家準備後事的兩年後，她覺得身體已恢復得不錯，於是先去找自己的外科醫生，看看是否能夠將原本的結腸造口回復原狀。這必須進行第二次手術，讓原先被分流的結腸，與其他的結腸重新連結，才能恢復正常排便功能。唐娜的醫生看見她走進辦公室已是驚訝萬分，更別說見到她身體如此健康。滿心困惑的他與唐娜簡短討論後，欣然同意為她進行手術，從此以後她再也不需依靠結腸瘺袋生活了。

當唐娜回顧這場改變生命的罹癌經驗，她認為壓力與自己嗜吃甜食可能是引發癌症的肇因，還有她總是優先照顧別人，把自己的需求擺在後面。然而在罹癌之後，她已改掉這個習性，開始去做所有能為生命帶來意義與興奮的事，包括旅行、外出用餐、跟他人分享她的治療經驗：

> 結腸造口真的不會帶來任何麻煩。我還是四處旅行！我跟朋友到南方的亞利桑那州，帶著結腸瘻袋趴趴走。我也照樣出去晚餐。我的心態是，好吧，就好好照顧這個結腸瘻袋吧……我還記得，心想這實在是一個很有趣的學習經驗。如果我能跟他人分享這一切，我會這麼做的……對我來說，經歷這場病的目的是為了幫助其他人。所以它比較像是一種學習經驗……當我對癌症病人演講時，我告訴他們癌症並非如它外表那麼可怕，我們還有很多努力的空間。

唐娜從加護病房被送回家準備後事到現在已超過八年，她對生命的熱情依然極具感染力，當我進行訪談時，我很難相信眼前說話的是個60多歲的婦人，因為她宏亮的聲音聽來就像30歲。在最近一次訪談中，我詢問她的近況以及平日從事何種活動。她說正忙著做一大堆能帶給她喜悅與意義的事：

> 我忙著照顧第四個孫子，每週五晚上在家裡主持靜坐聚會，還到紅十字會與救世軍當志工，我只是單純享受生命。我的身體很健康，精力充沛，擁有美滿家庭與好友。人生是一場冒險，而我享受著人生的每一刻！……

我覺得還有很多事沒做，所以尚未打算這麼快就說再見。我的人生目標是活到88歲。等到88歲時，我大概就準備好要離開了。我現在67歲，大約還有20年可活。

唐娜的故事是很棒的例子，告訴我們即使生命面臨巨大威脅，也可能扭轉情勢——不到兩年便讓自己從末期結腸癌變成帶著結腸瘺袋生活的完全緩解者。在整個過程中，唐娜強烈的求生意志與欲望，讓自己獲得足夠的生命能量去嘗試各種不同的療法，而這一切努力最後帶來完全緩解。

行動步驟

如果你就像現今大多數人一樣，生活中偶爾或經常會出現煩悶及／或沮喪情緒，或者你只是想在讀完本章後，把創造力與活力帶進生活當中。無論你正在強烈的求生欲這個光譜的那一端，以下有一些簡單的方式可讓你的生活感覺更有活力與意義：

- **寫下你想要活到幾歲**。一項對百歲人瑞所做的研究顯示，大多數人都自信能長命百歲。請寫下你理想中的歲數，貼在浴室鏡子上，每天早上展開新的一天時，就能看到它。當然，你可以隨時更改這個數字。
- **寫下你自己的理想訃聞**。這聽來或許有點奇怪，找個寧靜夜晚坐在桌前，可以點根蠟燭，放點輕鬆的音樂，然後寫下自己的訃聞（如果這違反你的宗教信仰就不要做）。無論你的健康狀況如何，讓它成為你真正的理想訃文，包括你希望活到幾歲、你希望的理想死亡方式，同時寫下希望由誰擔任遺族代表（如孩子、孫子），以及自己死後有哪些成就能被世人懷念。這個過程可能會令你情緒起伏（請準備面紙），但我發現這是既能讓人面對死亡恐懼，又能引發最深層求生欲望的有效方式。

- **列出目前讓你活下去與享受生活的所有理由的簡表**。試著在心情好的時候做這件事，這樣才能列出目前能為你的生活帶來意義與快樂的許多事情。找出自己想加碼去做的事情，並加上星號。然後，在這份清單下面列出能為你的生活增添更多創意、快樂與意義的新事項。再設定一個目標，開始讓這些事情更常發生在你的生活中。
- **嘗試這個有力的三步驟練習，找出自己的人生使命**。這個方法是從 Rick Jarow 錄製的光碟——《*The Ultimate Anti-Career Guide: The Inner Path to Finding Your Work in the World*》改編的，我發現這是與自己心靈最深處的召喚，最快速且最有效的連結方式。

1. 想像你擁有無限財富（超過 30 億美元）、完全健康、凡事成功。恣意發揮你的想像力。然後拿出紙筆，寫下此生你想做的所有事情（記住，無論做什麼都保證成功！），確定要包含親密關係、家庭、事業、興趣、住房、旅遊、社團等等。

2. 無論你目前的健康狀況如何，想像醫生發現你會在一年半內死於無痛苦的中風，且此事無法避免。記住，你的其他現狀都不會有任何改變（就是說，在此戲碼中你不會中樂透）。你會選擇如何度過這最後的一年半時間（這部分練習可能會讓你情緒起伏，請準備面紙）？
3. 對這兩個場景極為不同且與你的內在使命有關的問題，你會如何回應，請將回答寄到電子信箱answer@RadicalRemission.com，我們會給予解釋。若你能在閱讀解釋前先完成前面兩個步驟的答案，練習效果最佳。

雖然本章的重心一直放在強烈的求生理由，我要先清楚聲明：任何人都不應該因為害怕死亡而產生罪惡感。悲傷與恐懼是人類自然的情緒反應，在人生的某些時刻，每個人都會對它們有深刻的體驗，尤其是在面臨死亡之際。然而，我們在第五章讀到，應該讓情緒自由來去與呈現——不讓它們卡在我們的心理與身體層面——這對我們的健康非常重要。我從完全緩解者身上看到的是，他們不見得完全無懼死亡（有些人確實如此），卻都有強烈的求生欲，因此不會因恐懼死亡而方寸大亂。真正的主軸是渴望讓自己盡可能活得較久，而非不計代價以逃避死亡——兩者有極大區別。

許多完全緩解者已學會如何正視死亡，並且接受死亡的必然性。然而他們也領悟到，世上沒有任何人，包括他們的醫生，能確知他們的死期。所以，他們決定不去預測何時會真的離開世間；而是專注於當下活著的時候，渴望去做的那些事情上。如此，將精神專注於活下去的理由，成為讓他們抽離任何對死亡的恐懼的好方法。

所以，我總是會先問癌症病人：「為什麼你想繼續活下去？」我不只是問他們想要活下去嗎，而是問**為什麼**。在這一生中你還想經歷什麼事？什麼樣的活動能為你帶來活力與喜悅？我鼓勵他們——也鼓勵你——好好思考這些問題，因為即便我們從未達成所有的人生目標，但只要這些目標存在，就能讓我們的能量源源不絕湧現。

結論

凡擁有健康者，便擁有希望；

而擁有希望者，便擁有一切。

——湯瑪斯・卡萊（Thomas Carlyle），哲學家

回顧本書，我希望各位現在已相信特例（anomalies）——就是像完全緩解這種罕見又出乎意料的案例——是值得研究的。綜觀歷史，會發現研究特例能帶來許多重大發現，包括發現盤尼西林、X射線，以及心律調整器。談到完全緩解的特例，研究這類非凡的療癒案例，讓我們對身體的自癒力產生更多洞見。光是知道一個罹患第四期癌症的人，能夠在不接受化療、放療或手術的情況下自然痊癒，就已讓我對身體不可思議的療癒能力，驚嘆萬分。

多元面貌的緩解

雖然本書的每一章都包含一個療癒故事，且探討的焦點只放在完全緩解九大關鍵因素的其中一項，這樣的編排方式實際上有誤導之嫌。因為本書談到的所有案主，在其治療過程中有時會運用八項、九項，或甚至其他更多因素，絕不可能只是單一因素的影響，就讓他們恢復健康。對於向來習慣尋找單一治病藥方的西方醫學研究者來說，這點可能令人相當沮喪。當然，能找到治病的萬靈丹是很棒，但我研究的癌症倖存者之所以必須運用八到九項因素或更多，才能克服癌症，原因可能在於癌症與身心靈系統呈現出的多元面貌。

我們已經知道癌症的肇因可能是化學毒素、病毒、細菌、基因突變，或細胞破裂。讓癌症這種原本已相當複雜的疾病面貌更多變的原因是，個人的身心靈系統狀態對於是否能快速地將毒物排出體外、病毒與細菌是否會在體內生根茁壯、基因突變，或細胞破裂等，都扮演著關鍵性角色。我們的肢體行為（包括飲食方式、運動量與睡眠多寡）、心理與情緒行為（是否體驗到壓力或快樂、恐懼或愛），以及靈性層面的行為（是否感受到與更深刻的愛的源頭連結、止息紛飛妄念，並經常進行深度放鬆），由於箇中因素錯綜複雜，難怪在我的研究中會浮現九項重要的療癒因素，而非只是單一因素。

我們還要考慮到個體性（individuality）這奇妙又複雜的事實。完全緩解者經常提醒我，每個人都是獨特的，因此每個人的健康藥方都不相同。有些人需要把治療重心放在飲食，才能得到療癒；有些人需要多把精神專注在釋放深藏的憤怒情緒；有些人必須對自己的治療過程有更多掌控；有些人則需把重心放在藉由藥草補充品以幫助身體排毒；有些人在治療過程對所有因素的關注需要面面俱到。因此，本書談到的九項治療關鍵因素，其重要性是不分軒輊的，所有情況都需根據**你的**身體對於治療的獨特需求而定。

賦予治療力量

儘管癌症、身心靈系統，以及完全緩解研究所提出的九大關鍵因素，可能具有多元面貌，但我撰寫本書的目的只有一個：賦予治療力量（empowerment）。目前癌症仍是絕症，因為它經常毫無預警便悄悄進襲，大多數人都覺得自己無力防範其發生。若被診斷出罹癌，人們會覺得無論醫生所提供的治療是手術、化療，或是放療，他們對於治療過程毫無影響力。即使他們努力讓自己進入緩解期，對於癌症是否復發還是感到無能為力。再加上，無論罹患任何類型的癌症，對死亡的強烈恐懼立刻如影隨形，美國現今有1,250萬名毫無掌控力的癌症病人，[1] 更別說還有數以百萬計的家人與朋友，眼看著心愛的人痛苦煎熬卻愛莫能助。

這就是我當初開始研究完全緩解現象的原因。我想從這個非常駭人的疾病手中奪回一些力量。對此主題深入鑽研多年後，所有的研究精華正是我透過本書與各位分享的這九項關鍵因素。如今我相信，當我們面對癌症時，有許多方式可以獲得更多力量——希望你們也能夠相信。這些因素最棒的地方在於，它們都不罕見、難以實踐，或價格貴得嚇人；它們所需要的是你的一些努力。另外，這九項因素有助於提升健康的事實，都已經過科學證明。最後，這些因素都是你能夠專心去實踐的，無論你的狀況是：

- 想要預防癌症。
- 目前罹患癌症且正在使用西醫治療。
- 目前罹患癌症並選擇不以西醫治療。
- 正努力避免癌症復發。

我訪談的大多數癌症病人都說，癌症之旅中最恐怖的時刻是得知診斷結果之時，第二恐怖的則是當他們進入緩解期之際。那是因為大多數倖存者都被告知，這段期間他們唯一能做的只有觀察與等待，看癌症是否會復發，而復發是令人驚懼又喪氣的消息。如今，大家已不需要只是被動觀察與等待，凡是希望能夠就此遠離癌症的人，可以採用本書提供的九項關鍵因素，體會它們帶來的力量。

除了這九項因素外，還有許多事情可以改善你的健康。其中一項是運動。在我的研究中出現 75 種以上的療癒因素，運動當然是其中之一，我認為運動並未成為第十項關鍵因素的原因在於，許多人一旦開始進入治療過程後，身體往往過於虛弱而無法運動。然而，經年累月的治療後，當他們的身體逐漸好轉，許多人的確會開始讓身體動起來，最後幾乎所有人都規律地運動。當各位讀完本書，千萬不要以為運動並不重要，而是至關緊要。我做的完全緩解研究要帶給你的訊息是，若你在治療時身體過於虛弱而無法運動，還是有一條路能助你邁向療癒，在這條路上你的身體活動力應能日益增進。

激勵人心

完全緩解的案例之所以能如此鼓舞人心，是因為它們都是真實事件：某些癌末病人真的找到擺脫癌症的方法。此外，這些被記錄下來的完全緩解案例幾乎涵蓋所有類型的癌症。它們不是奇聞軼事；而是不爭的事實。

數百年來，登山者都夢想著完成那不可能的夢想——攀登世界最高峰，直到 1953 年才由艾德蒙‧希拉里與丹增‧諾蓋（Edmund Hillary & Tenzing Norgay）成功攀上聖母峰（Mount Everest）而實現此夢想。一旦夢想成為事實，這便成為一股激勵全世界登山者的力量，從那以後，超過 3,500 人攀上此偉大顛峰。[2] 對我來說，這些完全緩解案例有類似的作用：我了解並非每個人都能登上聖母峰，正如不是所有癌症病人都能獲得完全緩解，但僅僅是知道有癌末病人能克服困難達成此艱難目標，就足以成為鼓舞人心的泉源。

完全緩解者讓我感到振奮的，還有另外一件事：他們的經歷對其身心靈產生極大的轉化作用。幾乎所有人都認為，經歷全面轉化的旅程絕對是千金不換的經驗，因為這場旅程以極美妙的方式轉換他們的生命，帶給他們健康，並且了解愛的真諦。當然，大多數人都希望自己當初不需經歷此痛苦煎熬來獲得這種生命轉化，然而，如今他們深深珍惜這個奮鬥而來的成果。

他們對於身心層面轉化的感謝，讓我了解治癒（curing）與療癒（healing）的重要差別。治癒代表擺脫某種疾病，而療癒意味著身心趨於完整（whole）。治癒是有時能辦到，療癒則是永遠都可以辦到。我最喜歡這九項關鍵要素之處在於：它們絕對能帶來療癒。對某些人來說，或許還能治癒他們的疾病。療癒意味著能為你的生命帶來更多的目標、快樂，以及健康的行為。我認為，無論我們還有多少餘生，都應該立刻開始實踐這些美好的事。

接下來的步驟

除了嘗試去實踐部分或所有本書提到的九項關鍵療癒因素，幫助你維持或重獲健康之外，下面還有幾項跟完全緩解研究有關的接續性步驟，我鼓勵各位參與。

首先，我們亟需持續收集與記錄完全緩解案例，才得以繼續了解人們如何力挽狂瀾以克服癌症。我們設計了很簡單的方式，讓大家能夠把自己的完全緩解案例上傳到一個線上資料庫，讓研究人員與一般人都能分享。

第二，如果這些完全緩解案例能夠成為目前罹患癌症者與完全緩解倖存者之間的社群與連結的資源，就太好了。如果在你得知罹患乳癌的那個晚上，你就能在網站上讀到10個、20個，甚至100個跟你有相同疾病的人，因為找到獨特的方式而克服癌症的真實療癒故事，這不是太棒了嗎？

我深深期盼這兩件事能夠實現，因此建立了這個網站：

WWW.RADICALREMISSION.COM

各位可以在這個網站上做兩件事情（免費）：

- **上傳完全緩解案例**。你可以上傳關於你自己的，你的朋友、家人，或是你的病人（只要獲得此人的允許）的療癒故事。若有需要，你所上傳的故事可以使用假名，我們會有一組研究人員來確認所有上傳的案例。

- **搜尋各種完全緩解案例**。運用網路的搜尋功能尋找適用於你的完全緩解案例。例如，如果你是三陰性乳癌（triple negative breast cancer）病人，可以將資料庫中所有吻合你的診斷的完全緩解案例找出來，然後盡情地讀個痛快。

如果你認識任何經歷過完全緩解經驗的人，請鼓勵他們將自己的療癒故事上傳到此網站，這樣所有人都能開始從這些了不起的療癒故事中學習。

或許有一天，科學家會找到治療癌症的解藥——那顆真正的神奇子彈。在我們期待那天到來的同時，我相信盡可能地增強我們的身心靈系統，以便開啟身體強大的自癒力，是我們所能做的最好的辦法之一。我希望本書已給予各位一些該如何做到的方向。如果你目前罹患癌症，我希望藉由閱讀此書，有一天你也會成為完全緩解故事的主角。

WWW.RADICALREMISSION.COM

問題討論

1. 哪個療癒故事最能引起你的共鳴？為什麼？
2. 你認為為什麼人類難以研究那些他們無法解釋的事物？
3. 深度觀察和徹底測試之間有什麼區別？
4. 在九個療癒因素中，哪一個最有可能讓你在日常生活中融入並使用它？為什麼？
5. 哪一個療癒因素最不可能融入你的生活？為什麼？
6. 靈性信仰和靈性體驗之間有什麼區別？
7. 書中引用的許多治療師將健康視為流動，將疾病視為阻塞（無論是生理、心理／情感，還是靈性層面）。你怎麼看待這個理論？
8. 此時此刻，什麼是你最強烈的三個生存理由？
9. 閱讀這本書後，是否改變了你對癌症的看法？如果有，如何改變？
10. 你是通過何種方式來得到最佳的學習效果？閱讀事實與理論，或真實的個人故事，還是兩者都有？

延伸閱讀

Battilega, Nancy Ann. 2008. *A Story of Grace: Holistic Healing After a Diag- nosis of Breast Cancer.* CreateSpace.

Block, Keith I. 2009. *Life Over Cancer: The Block Center Program for Integra- tive Cancer Treatment.* New York: Bantam.

Boehmer, Tami. 2010. *From Incurable to Incredible: Cancer Survivors Who Beat the Odds.* CreateSpace.

Bond, Laura. 2013. *Mum's Not Having Chemo: Cutting-Edge Therapies, Real-Life Stories—A Road-Map to Healing from Cancer.* London: Piatkus Books.

Burch, Wanda Easter. 2003. *She Who Dreams: A Journey Into Healing Through Dreamwork.* Novato, CA: New World Library.

Carr, Kris. 2011. *Crazy Sexy Diet: Eat Your Veggies, Ignite Your Spark, and Live Like You Mean It!* Guilford, CT: skirt!

Chopra, Deepak. 1990. *Quantum Healing: Exploring the Frontiers of Mind/ Body Medicine.* New York: Bantam.

Cumming, Heather, and Karen Leffler. 2007. *John of God: The Brazilian Healer Who's Touched the Lives of Millions.* New York: Atria.

Figtree, Dale. 2011. *Beyond Cancer Treatment: Clearing and Healing the Un- derlying Causes: A Personal Memoir and Guide.* Santa Barbara, CA: Blue Palm Press.

Fortson, Leigh. 2011. *Embrace, Release, Heal: An Empowering Guide to Talk- ing About, Thinking About, and Treating Cancer.* Louisville, CO: Sounds True.

Gerson, Charlotte, and Morton Walker. 2001. *The Gerson Therapy: The Proven*

Nutritional Program for Cancer and Other Illnesses. New York: Kensington.

Jacobsen, Janet. 2012. *Oh No, Not Another "Growth" Opportunity! An Inspirational Cancer Journey with Humor, Heart, and Healing.* Growth-Ink.

Katz, Rebecca, and Mat Edelson. 2009. *The Cancer-Fighting Kitchen: Nourishing, Big-Flavor Recipes for Cancer Treatment and Recovery.* Berkeley, CA: Ten Speed Press.

Kushi, Michio, and Alex Jack. 2009. *The Cancer Prevention Diet, Revised and Updated Edition: The Macrobiotic Approach to Preventing and Relieving Cancer.* New York: St. Martin's Griffin.

Lipton, Bruce. 2007. *The Biology of Belief: Unleashing the Power of Consciousness, Matter, and Miracles.* Carlsbad, CA: Hay House.

Moorjani, Anita. 2012. *Dying to Be Me: My Journey from Cancer, to Near Death, to True Healing.* Carlsbad, CA: Hay House.

Plant, Jane. 2001. *Your Life in Your Hands: Understanding, Preventing, and Overcoming Breast Cancer.* New York: Thomas Dunne Books.

Quillin, Patrick. 2005. *Beating Cancer with Nutrition.* Carlsbad, CA: Nutri- tion Times Press.

Rankin, Lissa. 2013. *Mind Over Medicine: Scientific Proof That You Can Heal Yourself.* Carlsbad, CA: Hay House.

RavenWing, Josie. 2002. *The Book of Miracles: The Healing Work of Joao de Deus.* Bloomington, IN: AuthorHouse.

Remen, Rachel Naomi. 1997. *Kitchen Table Wisdom: Stories That Heal.* New York: Riverhead.

Sabin, Glenn. *N-of-1: How One Man's Triumph Over Terminal Cancer Is Changing the Medical Establishment.*

Servan-Schreiber, David. 2009. *Anti-Cancer: A New Way of Life.* New York: Viking.

Schickel, Sarto. 2012. *Cancer Healing Odyssey: My Wife's Remarkable Jour- ney with Love, Medicine, and Natural Therapies.* Pennsylvania: Paxdieta Books.

Siegel, Bernie S. 1998. *Love, Medicine and Miracles: Lessons Learned About Self-Healing from a Surgeon's Experience with Exceptional Patients.* New York: William Morrow.

Somers, Suzanne. 2010. *Knockout: Interviews with Doctors Who Are Curing Cancer—And How to Prevent Getting It in the First Place.* New York: Harmony.

Wark, Chris. Blog: www.christbeatcancer.com.

Weil, Andrew. 2000. *Spontaneous Healing: How to Discover and Embrace Your Body's Natural Ability to Maintain and Heal Itself.* New York: Bal- lantine Books.

各章註釋

引言

1. American Cancer Society, "Pancreatic Cancer Survival by Stage," http://www.cancer.org/cancer/pancreaticcancer/detailedguide/pancreatic-cancer-survival-rates, accessed September 11, 2013.

Chapter1・全面改變飲食

1. K. M. Adams et al., "Nutrition in Medicine: Nutrition Education for Medical Students and Residents," *Nutrition in Clinical Practice: Official Publication of the American Society for Parenteral and Enteral Nutrition* 25, no. 5 (October 2010): 471–80.
2. O. Warburg, *The Metabolism of Tumors* (London: Constable, 1930); O. Warburg, "On the Origin of Cancer Cells," *Science* 123, no. 3191 (Feb- ruary 24, 1956): 309–14.
3. R. K. Johnson et al., "Dietary Sugars Intake and Cardiovascular Health: A Scientific Statement from the American Heart Association," *Circula- tion* 120, no. 11 (September 15, 2009): 1011–20.
4. G. E. Dunaif and T. C. Campbell, "Relative Contribution of Dietary Protein Level and Aflatoxin B1 Dose in Generation of Presumptive Pre- neoplastic Foci in Rat Liver," *Journal of the National Cancer Institute* 78, no. 2 (February 1987): 365–69; L. D. Youngman and T. C. Campbell, "Inhibition of Aflatoxin B1-Induced Gamma-Glutamyltranspeptidase Positive (GGT+) Hepatic Preneoplastic Foci and Tumors by Low Pro- tein Diets: Evidence that

Altered GGT+ Foci Indicate Neoplastic Poten- tial," *Carcinogenesis* 13, no. 9 (September 1992): 1607–13.

5. L. Q. Qin, K. He, and J. Y. Xu, "Milk Consumption and Circulating Insulin-Like Growth Factor-I Level: A Systematic Literature Review," *International Journal of Food Sciences and Nutrition* 60, supplement 7(2009): 330–40; I. Bruchim and H. Werner, "Targeting IGF-1 Sig- naling Pathways in Gynecologic Malignancies," *Expert Opinion on Therapeutic Targets* 17, no. 3 (March 2013): 307–20; H. Werner and I. Bruchim, "IGF-1 and BRCA1 Signalling Pathways in Familial Cancer," *The Lancet Oncology* 13, no. 12 (December 2012): e537–44.
6. F. Leiber et al., "A Study on the Causes for the Elevated N-3 Fatty Acids in Cows' Milk of Alpine Origin," *Lipids* 40, no. 2 (February 2005): 191–202; D. F. Hebeisen et al., "Increased Concentrations of omega-3 Fatty Acids in Milk and Platelet Rich Plasma of Grass-Fed Cows," *In- ternational Journal for Vitamin and Nutrition Research (Internationale Zeitschrift für Vitamin- und Ernährungsforschung; Journal International de Vitaminologie et de Nutrition)* 63, no. 3 (1993): 229–33.
7. M. de Lorgeril and P. Salen, "New Insights into the Health Effects of Dietary Saturated and omega-6 and omega-3 Polyunsaturated Fatty Acids," *BMC Medicine* 10 (May 2012): 50; A. P. Simopoulos, "The Im- portance of the omega-6/omega-3 Fatty Acid Ratio in Cardiovascular Disease and Other Chronic Diseases," *Experimental Biology and Medi- cine* 233, no. 6 (June 2008): 674–88.
8. U.S. Department of Agriculture, *Agriculture Fact Book 2001–2002*(Washington, DC: U.S. Government Printing Office, 2003); G. Block, "Foods Contributing to Energy Intake in the U.S.: Data from NHANES 1999–2000," *Journal of Food Composition and Analysis* 17, no. 3–4

(June–August 2004): 439–47.

9. M. Salehi et al., "Meat, Fish, and Esophageal Cancer Risk: A System- atic Review and Dose-Response Meta-Analysis," *Nutrition Reviews* 71, no. 5 (May 2013): 257–67; L. N. Kolonel, "Nutrition and Prostate Cancer," *Cancer Causes and Control* 7, no. 1 (January 1996): 83–94; G. R. Howe and J. D. Burch, "Nutrition and Pancreatic Cancer," *Cancer Causes and Control* 7, no. 1 (January 1996): 69–82; M. T. Goodman et al., "Diet, Body Size, Physical Activity, and the Risk of Endometrial Cancer," *Cancer Research* 57, no. 22 (November 15, 1997): 5077–85; E. Destefani et al., "Meat Intake, Heterocyclic Amines and Risk of Colorectal Cancer," *International Journal of Oncology* 10, no. 3 (March 1997): 573–80; H. Chen et al., "Dietary Patterns and Adenocarcinoma of the Esophagus and Distal Stomach," *American Journal of Clinical Nu- trition* 75, no. 1 (January 2002): 137–44; D. S. Chan et al., "Red and Processed Meat and Colorectal Cancer Incidence: Meta-Analysis of Pro-spective Studies," *PLOS ONE* 6, no. 6 (2011): e20456; L. M. Brown et al., "Dietary Factors and the Risk of Squamous Cell Esophageal Cancer Among Black and White Men in the United States," *Cancer Causes and Control* 9, no. 5 (October 1998): 467–74; C. Bosetti et al., "Diet and Ovarian Cancer Risk: A Case-Control Study in Italy," *International Journal of Cancer (Journal International du Cancer)* 93, no. 6 (September 2001): 911–15; C. Bosetti et al., "Food Groups and Laryngeal Cancer Risk: A Case-Control Study from Italy and Switzerland," *International Journal of Cancer (Journal International du Cancer)* 100, no. 3 (July 2002): 355–60; M. C. Alavanja et al., "Lung Cancer Risk and Red Meat Consumption Among Iowa Women," *Lung Cancer* 34, no. 1 (Oc- tober 2001): 37–46; W. S. Yang et al., "Meat Consumption and Risk of Lung Cancer: Evidence from Observational Studies," *Annals of Oncology* 23, no. 12 (December 2012): 3163–70.

10. J. R. Hebert, T. G. Hurley, and Y. Ma, "The Effect of Dietary Expo- sures on Recurrence and Mortality in Early Stage Breast Cancer," *Breast Cancer Research and Treatment* 51, no. 1 (September 1998): 17–28.
11. M. J. Gunter and M. F. Leitzmann, "Obesity and Colorectal Cancer: Epidemiology, Mechanisms and Candidate Genes," *Journal of Nutri- tional Biochemistry* 17, no. 3 (March 2006): 145–56; E. Giovannucci, "Metabolic Syndrome, Hyperinsulinemia, and Colon Cancer: A Review," *American Journal of Clinical Nutrition* 86, no. 3 (September 2007): s836–42; A. A. Siddiqui, "Metabolic Syndrome and Its Associa- tion with Colorectal Cancer: A Review," *American Journal of the Medical Sciences* 341, no. 3 (March 2011): 227–31.
12. Q. Sun et al., "White Rice, Brown Rice, and Risk of Type 2 Diabetes in U.S. Men and Women," *Archives of Internal Medicine* 170, no. 11 (June 14, 2010): 961–69.
13. A. Schatzkin et al., "Dietary Fiber and Whole-Grain Consumption in Relation to Colorectal Cancer in the NIH-AARP Diet and Health Study," *American Journal of Clinical Nutrition* 85, no. 5 (May 2007): 1353–60; D. R. Jacobs Jr., L. F. Andersen, and R. Blomhoff, "Whole- Grain Consumption Is Associated with a Reduced Risk of Noncardio- vascular, Noncancer Death Attributed to Inflammatory Diseases in the Iowa Women's Health Study," *American Journal of Clinical Nutrition* 85, no. 6 (June 2007): 1606–14; L. Strayer et al., "Dietary Carbohydrate, Glycemic Index, and Glycemic Load and the Risk of Colorectal Cancer in the BCDDP Cohort," *Cancer Causes and Control* 18, no. 8 (October 3, 2007): 853–63.
14. G. A. Burdock, "Safety Assessment of Castoreum Extract as a Food In- gredient," *International Journal of Toxicology* 26, no. 1 (January/Febru- ary 2007): 51–55.

15. U.S. Food and Drug Administration, "Code of Federal Regulations: Animal Foods; Labeling of Spices, Flavorings, Colorings, and Chemical Preservatives," in *Title 21-Food and Drugs, Chapter 1, Subchapter E, Part 501, Subpart B, Section 501.22,* 21CRF501.22 ed. (Washington, DC: U.S. Food and Drug Administration: 2013).
16. Centers for Disease Control and Prevention, *Leading Causes of Death, 1900–1998,* http://www.cdc.gov/nchs/data/dvs/lead1900_98.pdf.
17. G. Block, B. Patterson, and A. Subar, "Fruit, Vegetables, and Cancer Prevention: A Review of the Epidemiological Evidence," *Nutrition and Cancer* 18, no. 1 (1992): 1–29; H. Vainio and E. Weiderpass, "Fruit and Vegetables in Cancer Prevention," *Nutrition and Cancer* 54, no. 1 (2006): 111–42.
18. J. A. Meyerhardt et al., "Association of Dietary Patterns with Cancer Recurrence and Survival in Patients with Stage III Colon Cancer," *Journal of the American Medical Association* 298, no. 7 (August 15, 2007): 754–64; J. Ligibel, "Lifestyle Factors in Cancer Survivorship," *Journal of Clinical Oncology* 30, no. 30 (October 20, 2012): 3697–704; C. L. Rock and W. Demark-Wahnefried, "Can Lifestyle Modification Increase Survival in Women Diagnosed with Breast Cancer?" *Journal of Nutrition* 132, no. 11 supplement (November 2002): 3504S–7S; J. P. Pierce, "Diet and Breast Cancer Prognosis: Making Sense of the Women's Healthy Eating and Living and Women's Intervention Nutrition Study Trials," *Current Opin- ion in Obstetrics and Gynecology* 21, no. 1 (February 2009): 86–91.
19. J. P. Pierce et al., "Greater Survival After Breast Cancer in Physically Active Women with High Vegetable-Fruit Intake Regardless of Obe- sity," *Journal of Clinical Oncology* 25, no. 17 (June 2007): 2345–51.
20. S. J. Jackson and K. W. Singletary, "Sulforaphane Inhibits Human MCF-7 Mammary Cancer Cell Mitotic Progression and Tubulin Polymerization,"

Journal of Nutrition 134, no. 9 (September 2004): 2229–36.

21. Q. Meng et al., "Suppression of Breast Cancer Invasion and Migra- tion by Indole-3-Carbinol: Associated with Up-Regulation of BRCA1 and E-Cadherin/Catenin Complexes," *Journal of Molecular Medicine (Berlin)* 78, no. 3 (2000): 155–65.
22. Z. Dong, "Effects of Food Factors on Signal Transduction Pathways," *BioFactors* 12, nos. 1–4 (2000): 17–28.
23. F. Vinson et al., "Exposure to Pesticides and Risk of Childhood Cancer: A Meta-Analysis of Recent Epidemiological Studies," *Occupational and Environmental Medicine* 68, no. 9 (September 2011): 694–702.
24. F. Falck Jr. et al., "Pesticides and Polychlorinated Biphenyl Residues in Human Breast Lipids and Their Relation to Breast Cancer," *Archives of Environmental Health* 47, no. 2 (March/April 1992): 143–46.
25. C. Smith-Spangler et al., "Are Organic Foods Safer or Healthier than Conventional Alternatives? A Systematic Review," *Annals of Internal Medicine* 157, no. 5 (September 4, 2012): 348–66.
26. C. Lee and V. D. Longo, "Fasting vs. Dietary Restriction in Cellular Protection and Cancer Treatment: From Model Organisms to Patients," *Oncogene* 30, no. 30 (July 28, 2011): 3305–16.
27. G. R. van den Brink et al., "Feed a Cold, Starve a Fever?" *Clinical and Diagnostic Laboratory Immunology* 9, no. 1 (January 2002): 182–83.
28. L. Raffaghello et al., "Starvation-Dependent Differential Stress Resis- tance Protects Normal but Not Cancer Cells Against High-Dose Che- motherapy," *Proceedings of the National Academy of Sciences of the United States of America* 105, no. 24 (June 17, 2008): 8215–20; C. Lee and V. D. Longo, "Fasting vs. Dietary Restriction in Cellular Protection and Cancer Treatment: From Model Organisms to Patients," *Oncogene* 30, no. 30 (July 28, 2011): 3305–

16; G. R. van den Brink et al., "Feed a Cold, Starve a Fever?" *Clinical and Diagnostic Laboratory Immunology* 9, no. 1 (January 2002): 182–83.

29. M. R. Ponisovskiy, "Warburg Effect Mechanism as the Target for Theoretical Substantiation of a New Potential Cancer Treatment," *Critical Reviews in Eukaryotic Gene Expression* 21, no. 1 (2011): 13–28.
30. N. Krieger et al., "Breast Cancer and Serum Organochlorines: A Pro- spective Study Among White, Black, and Asian Women," *Journal of the National Cancer Institute* 86, no. 8 (April 20, 1994): 589–99; E. B. Bassin et al., "Age-Specific Fluoride Exposure in Drinking Water and Osteosarcoma (United States)," *Cancer Causes and Control* 17, no. 4 (May 2006): 421–28; O. I. Alatise and G. N. Schrauzer, "Lead Expo- sure: A Contributing Cause of the Current Breast Cancer Epidemic in Nigerian Women," *Biological Trace Element Research* 136, no. 2 (August 2010): 127–39.
31. J. Lapointe et al., "Gene Expression Profiling Identifies Clinically Rel- evant Subtypes of Prostate Cancer," *Proceedings of the National Academy of Sciences of the United States of America* 101, no. 3 (January 20, 2004): 811–16.
32. M. C. Bosland et al., "Effect of Soy Protein Isolate Supplementation on Biochemical Recurrence of Prostate Cancer After Radical Prostatec- tomy: A Randomized Trial," *Journal of the American Medical Association* 310, no. 2 (July 10, 2013): 170–78.

Chapter2・掌控你的健康

1. L. Temoshok et al., "The Relationship of Psychosocial Factors to Prog- nostic Indicators in Cutaneous Malignant Melanoma," *Journal of Psy- chosomatic Research* 29, no. 2 (1985): 139–53.
2. M. Watson et al., "Influence of Psychological Response on Breast Cancer Survival: Ten-Year Follow-Up of a Population-Based Cohort," *European*

Journal of Cancer 41, no. 12 (August 2005): 1710–14.

3. P. C. Roud, "Psychosocial Variables Associated with the Exceptional Survival of Patients with Advanced Malignant Disease," *Journal of the National Medical Association* 79, no. 1 (January 1987): 97–102.
4. R. Huebscher, "Spontaneous Remission of Cancer: An Example of Health Promotion," *Nurse Practitioner Forum* 3, no. 4 (December 1992): 228–35.
5. J. N. Schilder et al., "Psychological Changes Preceding Spontaneous Remission of Cancer," *Clinical Case Studies* 3, no. 4 (October 2004): 288–312.
6. A. J. Cunningham et al., "A Prospective, Longitudinal Study of the Relationship of Psychological Work to Duration of Survival in Patients with Metastatic Cancer," *Psycho-oncology* 9, no. 4 (July/August 2000): 323–39.
7. A. J. Cunningham and K. Watson, "How Psychological Therapy May Prolong Survival in Cancer Patients: New Evidence and a Simple Theory," *Integrative Cancer Therapies* 3, no. 3 (September 2004): 214–29.
8. L. S. Katz and S. Epstein, "The Relation of Cancer-Prone Personality to Exceptional Recovery from Cancer: A Preliminary Study," *Advances in Mind-Body Medicine* 21, nos. 3–4 (Fall/Winter 2005): 6–20.
9. C. Lee and V. D. Longo, "Fasting vs. Dietary Restriction in Cellular Protection and Cancer Treatment: From Model Organisms to Patients," *Oncogene* 30, no. 30 (July 28, 2011): 3305–16.
10. P. Slater and N. Mann, "Why Do the Females of Many Bird Species Sing in the Tropics?" *Journal of Avian Biology* 35, no. 4 (July 2004): 289–94.
11. M. E. Falagas, E. Zarkadoulia, and P. I. Rafailidis, "The Therapeutic Effect of Balneotherapy: Evaluation of the Evidence from Randomised Controlled Trials," *International Journal of Clinical Practice* 63, no. 7 (July 2009): 1068–84; A. Fioravanti et al., "Mechanisms of Action of Spa Therapies in Rheumatic

Diseases: What Scientific Evidence Is There?" *Rheumatology International* 31, no. 1 (January 2011): 1–8.

Chapter3・依循你的直覺

1. "More Colour, Less Odour: Smell, Vision and Genes," *The Economist* (U.S.), July 26, 2003.
2. Wanda Easter Burch, *She Who Dreams* (Novato, CA: New World Li- brary, 2003), http://www.newworldlibrary.com.
3. Nancy A. Battilega, *A Story of Grace: Holistic Healing After a Diagnosis of Breast Cancer* (Centennial, CO: Nancy A. Battilega, 2008).
4. R. W. Sperry, "Cerebral Organization and Behavior: The Split Brain Behaves in Many Respects Like Two Separate Brains, Providing New Research Possibilities," *Science* 133, no. 3466 (1961): 1749–57; A. G. Sanfey and L. J. Chang, "Of Two Minds When Making a Decision," *Scientific American* online, June 3, 2008.
5. M. Gershon, *The Second Brain: The Scientific Basis of Gut Instinct and a Groundbreaking New Understanding of Nervous Disorders of the Stomach and Intestines,* 1st ed. (New York: Harper, 1998).
6. A. Bechara et al., "Deciding Advantageously Before Knowing the Advantageous Strategy," *Science* 275, no. 5304 (February 28, 1997): 1293–95.
7. D. J. Bem, "Feeling the Future: Experimental Evidence for Anomalous Retroactive Influences on Cognition and Affect," *Journal of Personality and Social Psychology* 100, no. 3 (March 2011): 407–25.
8. A. Dijksterhuis et al., "On Making the Right Choice: The Deliberation-Without-Attention Effect," *Science* 311, no. 5763 (February 17, 2006): 1005–7.
9. A. Dijksterhuis, "Think Different: The Merits of Unconscious Thought in Preference Development and Decision Making," *Journal of Personality and*

Social Psychology 87, no. 5 (November 2004): 586–98.

10. M. Seto et al., "Site-Specific Phonon Density of States Discerned Using Electronic States," *Physical Review Letters* 91, no. 18 (October 31, 2003): 185505.

Chapter4・藥草及補充品

1. P. S. Moore and Y. Chang, "Why Do Viruses Cause Cancer? Highlights of the First Century of Human Tumour Virology," *Nature Reviews: Cancer* 10, no. 12 (December 2010): 878–89; K. Alibek, A. Kakpenova, and Y. Baiken, "Role of Infectious Agents in the Carcinogenesis of Brain and Head and Neck Cancers," *Infectious Agents and Cancer* 8, no. 1 (February 2, 2013): 7.
2. C. Castillo-Duran and F. Cassorla, "Trace Minerals in Human Growth and Development," *Journal of Pediatric Endocrinology and Metabolism* 12, no. 5, supplement 2 (September/October 1999): 589–601.
3. D. R. Davis, M. D. Epp, and H. D. Riordan, "Changes in USDA Food Composition Data for Forty-Three Garden Crops, 1950 to 1999," *Journal of the American College of Nutrition* 23, no. 6 (December 2004): 669–82; D. R. Davis, "Declining Fruit and Vegetable Nutrient Composition: What Is the Evidence?" *HortScience* 44, no. 1 (February 2009): 15–19.
4. E. Koh, S. Charoenprasert, and A. E. Mitchell, "Effect of Organic and Conventional Cropping Systems on Ascorbic Acid, Vitamin C, Flavonoids, Nitrate, and Oxalate in Twenty-Seven Varieties of Spinach (Spinacia Oleracea L.)," *Journal of Agricultural and Food Chemistry* 60, no. 12 (March 28, 2012): 3144–50; J. P. Reganold et al., "Fruit and Soil Quality of Organic and Conventional Strawberry Agroecosystems," *PLOS ONE* 5, no. 9 (2010): e12346.
5. C. Smith-Spangler et al., "Are Organic Foods Safer or Healthier than Conventional Alternatives? A Systematic Review," *Annals of Internal Medicine*

157, no. 5 (September 4, 2012): 348–66.

6. A. Das, N. L. Banik, and S. K. Ray, "Retinoids Induce Differentiation and Downregulate Telomerase Activity and N-Myc to Increase Sensitivity to Flavonoids for Apoptosis in Human Malignant Neuroblastoma SH- SY5Y Cells," *International Journal of Oncology* 34, no. 3 (March 2009): 757–65; T. C. Hsieh and J. M. Wu, "Targeting CWR22Rv1 Prostate Cancer Cell Proliferation and Gene Expression by Combinations of the Phytochemicals EGCG, Genistein and Quercetin," *Anticancer Research* 29, no. 10 (October 2009): 4025–32; S. Bettuzzi et al., "Chemopre- vention of Human Prostate Cancer by Oral Administration of Green Tea Catechins in Volunteers with High-Grade Prostate Intraepithelial Neoplasia: A Preliminary Report from a One-Year Proof-of-Principle Study," *Cancer Research* 66, no. 2 (January 15, 2006): 1234–40; Y. Qiao et al., "Cell Growth Inhibition and Gene Expression Regulation by (-)-Epigallocatechin-3-Gallate in Human Cervical Cancer Cells," *Archives of Pharmacal Research* 32, no. 9 (September 2009): 1309–15; B. J. Philips et al., "Induction of Apoptosis in Human Bladder Cancer Cells by Green Tea Catechins," *Biomedical Research* 30, no. 4 (August 2009): 207–15.
7. C. J. Torkelson et al., "Phase 1 Clinical Trial of Trametes Versicolor in Women with Breast Cancer," *ISRN Oncology* 2012, article 251632 (2012); L. J. Standish et al., "Trametes Versicolor Mushroom Immune Therapy in Breast Cancer," *Journal of the Society for Integrative Oncology* 6, no. 3 (Summer 2008): 122–28.
8. N. Mikirova et al., "Effect of High-Dose Intravenous Vitamin C on Inflammation in Cancer Patients," *Journal of Translational Medicine* 10 (September 11, 2012): 189.
9. S. C. Gupta, S. Patchva, and B. B. Aggarwal, "Therapeutic Roles of Curcumin: Lessons Learned from Clinical Trials," *AAPS Journal* 15, no. 1 (January 2013): 195–218.

10. Z. Liu et al., "Randomised Clinical Trial: The Effects of Perioperative Probiotic Treatment on Barrier Function and Post-Operative Infectious Complications in Colorectal Cancer Surgery, a Double-Blind Study," *Alimentary Pharmacology and Therapeutics* 33, no. 1 (January 2011): 50–63; L. Gianotti et al., "A Randomized Double-Blind Trial on Peri- operative Administration of Probiotics in Colorectal Cancer Patients," *World Journal of Gastroenterology* 16, no. 2 (January 14, 2010): 167–75.
11. J. M. Gaziano et al., "Multivitamins in the Prevention of Cancer in Men: The Physicians' Health Study II Randomized Controlled Trial," *Journal of the American Medical Association* 308, no. 18 (November 14, 2012): 1871–80.
12. R. H. Fletcher and K. M. Fairfield, "Vitamins for Chronic Disease Prevention in Adults: Clinical Applications," *Journal of the American Medi- cal Association* 287, no. 23 (June 19, 2002): 3127–29.

Chapter5・釋放壓抑情緒

1. H. Ohgaki and P. Kleihues, "Population-Based Studies on Incidence, Survival Rates, and Genetic Alterations in Astrocytic and Oligoden- droglial Gliomas," *Journal of Neuropathology and Experimental Neurol- ogy* 64, no. 6 (June 2005): 479–89.
2. S. Cohen, D. Tyrrell, and A. Smith, "Psychological Stress and Suscepti- bility to the Common Cold," *New England Journal of Medicine* 325, no. 9 (1991): 606–12.
3. C. B. Pert, *Molecules of Emotion: Why You Feel the Way You Feel* (New York: Scribner, 1997).
4. M. Yu, "Somatic Mitochondrial DNA Mutations in Human Cancers," *Advances in Clinical Chemistry* 57 (2012): 99–138; M. Yu, "Generation, Function and Diagnostic Value of Mitochondrial DNA Copy Number Alterations in Human Cancers," *Life Sciences* 89, nos. 3–4 (July 18, 2011):

65–71; A. Schulze and A. L. Harris, "How Cancer Metabolism Is Tuned for Proliferation and Vulnerable to Disruption," *Nature* 491, no. 7424 (November 15, 2012): 364–73.

5. B. A. McGregor et al., "Cognitive-Behavioral Stress Management In- creases Benefit Finding and Immune Function Among Women with Early-Stage Breast Cancer," *Journal of Psychosomatic Research* 56, no. 1 (January 2004): 1–8.
6. F. I. Fawzy et al., "Malignant Melanoma: Effects of an Early Structured Psychiatric Intervention, Coping, and Affective State on Recurrence and Survival Six Years Later," *Archives of General Psychiatry* 50, no. 9 (Sep- tember 1993): 681–89.
7. J. W. Fielding et al., "An Interim Report of a Prospective, Random- ized, Controlled Study of Adjuvant Chemotherapy in Operable Gastric Cancer: British Stomach Cancer Group," *World Journal of Surgery* 7, no. 3 (May 1983): 390–99.
8. S. C. Segerstrom et al., "Worry Affects the Immune Response to Phobic Fear," *Brain, Behavior, and Immunity* 13, no. 2 (June 1999): 80–92.

Chapter6・增加正向情緒

1. V. N. Salimpoor et al., "Anatomically Distinct Dopamine Release During Anticipation and Experience of Peak Emotion to Music," *Nature Neuroscience* 14, no. 2 (February 2011): 257–62; J. Burgdorf and J. Panksepp, "The Neurobiology of Positive Emotions," *Neurosci- ence and Biobehavioral Reviews* 30, no. 2 (2006): 173–87; E. E. Benar- roch, "Oxytocin and Vasopressin: Social Neuropeptides with Complex Neuromodulatory Functions," *Neurology* 80, no. 16 (April 16, 2013): 1521–28.
2. L. S. Berk et al., "Modulation of Neuroimmune Parameters During the Eustress of Humor-Associated Mirthful Laughter," *Alternative Therapies in*

Health and Medicine 7, no. 2 (March 2001): 62–72, 74–76; M. P. Bennett and C. A. Lengacher, "Humor and Laughter May Influence Health: I. History and Background," *Evidence-Based Complementary and Alternative Medicine: eCAM* 3, no. 1 (March 2006): 61–63; J. Wilkins and A. J. Eisenbraun, "Humor Theories and the Physiologi- cal Benefits of Laughter," *Advances in Mind-Body Medicine* 24, no. 2 (Summer 2009): 8–12; L. S. Berk et al., "Neuroendocrine and Stress Hormone Changes During Mirthful Laughter," *American Journal of the Medical Sciences* 298, no. 6 (December 1989): 390–96; S. Cohen et al., "Positive Emotional Style Predicts Resistance to Illness After Ex- perimental Exposure to Rhinovirus or Influenza A Virus," *Psychosomatic Medicine* 68, no. 6 (November/December 2006): 809–15.

3. D. K. Sarkar et al., "Regulation of Cancer Progression by Beta- Endorphin Neuron," *Cancer Research* 72, no. 4 (February 15, 2012): 836–40; E. Ames and W. J. Murphy, "Advantages and Clinical Ap- plications of Natural Killer Cells in Cancer Immunotherapy," *Cancer Immunology, Immunotherapy,* published online August 30, 2013, doi: 10.1007/s00262-013-1469-8; E. Ileana, S. Champiat, and J. C. Soria, "Immune-Checkpoints: The New Anti-Cancer Immunotherapies" (ar- ticle in French), *Bulletin du Cancer* 100, no. 6 (June 2013): 601–10.
4. Y. Sakai et al., "A Trial of Improvement of Immunity in Cancer Patients by Laughter Therapy," *Japan-Hospitals: The Journal of the Japan Hospital Association* 32 (July 2013): 53–59.
5. S. M. Lamers et al., "The Impact of Emotional Well-Being on Long- Term Recovery and Survival in Physical Illness: A Meta-Analysis," *Jour- nal of Behavioral Medicine* 35, no. 5 (October 2012): 538–47; Y. Chida and A. Steptoe, "Positive Psychological Well-Being and Mortality: A Quantitative Review of Prospective Observational Studies," *Psychoso- matic Medicine* 70,

no. 7 (September 2008): 741–56.

6. D. K. Sarkar et al., "Regulation of Cancer Progression by Beta- Endorphin Neuron," *Cancer Research* 72, no. 4 (February 15, 2012): 836–40.
7. D. Ornish et al., "Intensive Lifestyle Changes May Affect the Progres- sion of Prostate Cancer," *Journal of Urology* 174, no. 3 (September 2005): 1065–69, discussion 1069–70.
8. D. Ornish et al., "Changes in Prostate Gene Expression in Men Under- going an Intensive Nutrition and Lifestyle Intervention," *Proceedings of the National Academy of Sciences* 105, no. 24 (June 17, 2008): 8369–74.
9. R. C. Kessler et al., "Prevalence, Severity, and Comorbidity of Twelve- Month DSM-IV Disorders in the National Comorbidity Survey Repli- cation," *Archives of General Psychiatry* 62, no. 6 (June 2005): 617–27.

Chapter7・接受社會支持

1. W. W. Ishak, M. Kahloon, and H. Fakhry, "Oxytocin Role in Enhanc- ing Well-Being: A Literature Review," *Journal of Affective Disorders* 130, nos. 1–2 (April 2011): 1–9.
2. A. Steptoe, S. Dockray, and J. Wardle, "Positive Affect and Psycho- biological Processes Relevant to Health," *Journal of Personality* 77, no. 6 (December 2009): 1747–76.
3. L. F. Berkman and S. L. Syme, "Social Networks, Host Resistance, and Mortality: A Nine-Year Follow-Up Study of Alameda County Resi- dents," *American Journal of Epidemiology* 109, no. 2 (February 1979): 186–204; T. A. Glass et al., "Population-Based Study of Social and Pro- ductive Activities as Predictors of Survival Among Elderly Americans," *British Medical Journal* 319, no. 7208 (August 21, 1999): 478–83; L. C. Giles et al., "Effect of Social Networks on Ten Year Survival in Very Old Australians: The Australian Longitudinal Study of Aging," *Journal of Epidemiology and Community Health*

59, no. 7 (July 2005): 574–79; J. S. House, C. Robbins, and H. L. Metzner, "The Association of Social Re- lationships and Activities with Mortality: Prospective Evidence from the Tecumseh Community Health Study," *American Journal of Epidemiology* 116, no. 1 (July 1982): 123–40.

4. P. Reynolds et al., "The Relationship Between Social Ties and Survival Among Black and White Breast Cancer Patients: National Cancer Insti- tute Black/White Cancer Survival Study Group," *Cancer Epidemiology, Biomarkers, and Prevention: A Publication of the American Association for Cancer Research, Cosponsored by the American Society of Preventive Oncol- ogy* 3, no. 3 (April/May 1994): 253–59.

5. L. F. Berkman and S. L. Syme, "Social Networks, Host Resistance, and Mortality: A Nine-Year Follow-Up Study of Alameda County Resi- dents," *American Journal of Epidemiology* 109, no. 2 (February 1979): 186–204; T. A. Glass et al., "Population-Based Study of Social and Productive Activities as Predictors of Survival Among Elderly Ameri- cans," *British Medical Journal* 319, no. 7208 (August 21, 1999): 478–83; S. Wolf and J. G. Bruhn, *The Power of Clan: The Influence of Human Relationships on Heart Disease* (Piscataway, NJ: Transaction Publish- ers, 1998); C. J. Holahan et al., "Late-Life Alcohol Consumption and Twenty-Year Mortality," *Alcoholism, Clinical and Experimental Research* 34, no. 11 (November 2010): 1961–71.

6. P. Reynolds et al., "The Relationship Between Social Ties and Survival Among Black and White Breast Cancer Patients: National Cancer Insti- tute Black/White Cancer Survival Study Group," *Cancer Epidemiology, Biomarkers, and Prevention: A Publication of the American Association for Cancer Research, Cosponsored by the American Society of Preventive Oncology* 3, no. 3 (April/May 1994): 253–59; A. F. Chou et al., "Social Support and Survival in Young Women with Breast Carcinoma," *Psycho-oncology* 21, no. 2 (February 2012):

125–33; C. H. Kroenke et al., "Social Networks, Social Support, and Survival After Breast Cancer Diagnosis," *Journal of Clinical Oncology* 24, no. 7 (March 1, 2006): 1105–11; N. Waxler- Morrison et al., "Effects of Social Relationships on Survival for Women with Breast Cancer: A Prospective Study," *Social Science and Medicine* 33, no. 2 (1991): 177–83; K. L. Weihs et al., "Dependable Social Rela- tionships Predict Overall Survival in Stages II and III Breast Carcinoma Patients," *Journal of Psychosomatic Research* 59, no. 5 (November 2005): 299–306; J. Holt-Lunstad, T. B. Smith, and J. B. Layton, "Social Relationships and Mortality Risk: A Meta-Analytic Review," *PLOS Medicine* 7, no. 7 (July 27, 2010): e1000316; A. Krongrad et al., "Marriage and Mortality in Prostate Cancer," *Journal of Urology* 156, no. 5 (November 1996): 1696–70; P. N. Butow, A. S. Coates, and S. M. Dunn, "Psycho- social Predictors of Survival in Metastatic Melanoma," *Journal of Clinical Oncology* 17, no. 7 (July 1999): 2256–63.

7. A. F. Chou et al., "Social Support and Survival in Young Women with Breast Carcinoma," *Psycho-oncology* 21, no. 2 (February 2012): 125–33.
8. M. Pinquart and P. R. Duberstein, "Associations of Social Networks with Cancer Mortality: A Meta-Analysis," *Critical Reviews in Oncology/ Hematology* 75, no. 2 (August 2010): 122–37.
9. B. N. Uchino, J. T. Cacioppo, and J. K. Kiecolt-Glaser, "The Relationship Between Social Support and Physiological Processes: A Review with Emphasis on Underlying Mechanisms and Implications for Health," *Psychological Bulletin* 119, no. 3 (May 1996): 488–531; B. N. Uchino, "Social Support and Health: A Review of Physiological Pro- cesses Potentially Underlying Links to Disease Outcomes," *Journal of Behavioral Medicine* 29, no. 4 (August 2006): 377–87.
10. S. Dockray and A. Steptoe, "Positive Affect and Psychobiological Pro- cesses,"

Neuroscience and Biobehavioral Reviews 35, no. 1 (September 2010): 69–75; R. Ader, ed., *Psychoneuroimmunology,* 4th ed. (Burling- ton, MA: Elsevier Academic Press, 2011).

11. L. C. Giles et al., "Effect of Social Networks on Ten Year Survival in Very Old Australians: The Australian Longitudinal Study of Aging," *Journal of Epidemiology and Community Health* 59, no. 7 (July 2005): 574–79; J. S. House, C. Robbins, and H. L. Metzner, "The Association of Social Relationships and Activities with Mortality: Prospective Evi- dence from the Tecumseh Community Health Study," *American Journal of Epidemiology* 116, no. 1 (July 1982): 123–40.
12. A. Steptoe et al., "Social Isolation, Loneliness, and All-Cause Mortal- ity in Older Men and Women," *Proceedings of the National Academy of Sciences of the United States of America* 110, no. 15 (April 9, 2013): 5797–801.
13. C. H. Kroenke et al., "Social Networks, Social Support, and Survival After Breast Cancer Diagnosis," *Journal of Clinical Oncology* 24, no. 7 (March 1, 2006): 1105–11.
14. J. T. Cacioppo et al., "Lonely Traits and Concomitant Physiological Processes: The MacArthur Social Neuroscience Studies," *International Journal of Psychophysiology* 35, nos. 2–3 (March 2000): 143–54.
15. B. N. Uchino, J. T. Cacioppo, and J. K. Kiecolt-Glaser, "The Relationship Between Social Support and Physiological Processes: A Review with Emphasis on Underlying Mechanisms and Implications for Health," *Psychological Bulletin* 119, no. 3 (May 1996): 488–531; J. K. Kiecolt-Glaser et al., "Psychosocial Modifiers of Immunocompetence in Medical Students," *Psychosomatic Medicine* 46, no. 1 (January/February 1984): 7–14; J. K. Kiecolt-Glaser et al., "Urinary Cortisol Levels, Cel- lular Immunocompetency, and Loneliness in Psychiatric Inpatients," *Psychosomatic Medicine* 46, no. 1

(January/February 1984): 15–23; S. D. Pressman et al., "Loneliness, Social Network Size, and Immune Re- sponse to Influenza Vaccination in College Freshmen," *Health Psychology* 24, no. 3 (May 2005): 297–306.

16. S. Dockray and A. Steptoe, "Positive Affect and Psychobiological Pro- cesses," *Neuroscience and Biobehavioral Reviews* 35, no. 1 (September 2010): 69–75; R. Ader, ed., *Psychoneuroimmunology,* 4th ed. (Burling- ton, MA: Elsevier Academic Press, 2011).
17. E. E. Benarroch, "Oxytocin and Vasopressin: Social Neuropeptides with Complex Neuromodulatory Functions," *Neurology* 80, no. 16 (April 16, 2013): 1521–28.
18. E. Friedmann and S. A. Thomas, "Pet Ownership, Social Support, and One-Year Survival After Acute Myocardial Infarction in the Cardiac Arrhythmia Suppression Trial (CAST)," *American Journal of Cardiol- ogy* 76, no. 17 (December 15, 1995): 1213–17; J. McNicholas et al., "Pet Ownership and Human Health: A Brief Review of Evidence and Issues," *British Medical Journal* 331, no. 7527 (November 26, 2005): 1252–54; R. W. Steele, "Should Immunocompromised Patients Have Pets?" *Ochsner Journal* 8, no. 3 (Fall 2008): 134–39; M. Müllersdorf et al., "Aspects of Health, Physical/ Leisure Activities, Work and Socio- Demographics Associated with Pet Ownership in Sweden," *Scandina- vian Journal of Public Health* 38, no. 1 (February 2010): 53–63; A. I. Qureshi et al., "Cat Ownership and the Risk of Fatal Cardiovascular Diseases: Results from the Second National Health and Nutrition Ex- amination Study Mortality Follow-Up Study," *Journal of Vascular and Interventional Neurology* 2, no. 1 (January 2009): 132–35.
19. R. M. Nerem, M. J. Levesque, and J. F. Cornhill, "Social Environment as a Factor in Diet-Induced Atherosclerosis," *Science* 208, no. 4451 (June 27, 1980): 1475–76.

20. K. M. Grewen et al., "Effects of Partner Support on Resting Oxytocin, Cortisol, Norepinephrine, and Blood Pressure Before and After Warm Partner Contact," *Psychosomatic Medicine* 67, no. 4 (July/August 2005): 531–38.

Chapter8・深化靈性連結

1. National Sleep Foundation, "Sleep Aids and Insomnia," http:// www.sleepfoundation.org/article/sleep-related-problems/sleep-aids-and-insomnia, accessed September 28, 2013; Anxiety and Depression Association of America, "Facts and Statistics," http://www.adaa.org/ about-adaa/press-room/facts-statistics, accessed September 28, 2013.
2. G. A. Tooley et al., "Acute Increases in Night-time Plasma Melatonin Levels Following a Period of Meditation," *Biological Psychology* 53, no. 1 (May 2000): 69–78.
3. F. D. Ganz, "Sleep and Immune Function," *Critical Care Nurse* 32, no. 2 (April 2012): e19–25.
4. L. Tamarkin et al., "Decreased Nocturnal Plasma Melatonin Peak in Pa- tients with Estrogen Receptor Positive Breast Cancer," *Science* 216, no. 4549 (May 28, 1982): 1003–5; S. Davis and D. K. Mirick, "Circadian Disruption, Shift Work and the Risk of Cancer: A Summary of the Evi- dence and Studies in Seattle," *Cancer Causes and Control* 17, no. 4 (May 2006): 539–45.
5. B. K. Hölzel et al., "Mindfulness Practice Leads to Increases in Regional Brain Gray Matter Density," *Psychiatry Research* 191, no. 1 (January 30, 2011): 36–43.
6. D. N. Khansari, A. J. Murgo, and R. E. Faith, "Effects of Stress on the Immune System," *Immunology Today* 11, no. 5 (May 1990): 170–75; S. B. Pruett, "Stress and the Immune System," *Pathophysiology* 9, no. 3 (May 2003): 133–53; S. C. Segerstrom and G. E. Miller, "Psychologi- cal Stress and the Human Immune

System: A Meta-Analytic Study of Thirty Years of Inquiry," *Psychological Bulletin* 130, no. 4 (July 2004): 601–30.

7. R. J. Davidson et al., "Alterations in Brain and Immune Function Pro- duced by Mindfulness Meditation," *Psychosomatic Medicine* 65, no. 4 (July/August 2003): 564–70.
8. T. L. Jacobs et al., "Intensive Meditation Training, Immune Cell Telom- erase Activity, and Psychological Mediators," *Psychoneuroendocrinology* 36, no. 5 (June 2011): 664–81.
9. J. A. Dusek et al., "Genomic Counter-Stress Changes Induced by the Relaxation Response," *PLOS ONE* 3, no. 7 (2008): e2576.

Chapter9・強烈的求生欲

1. S. Greer, T. Morris, and K. W. Pettingale, "Psychological Response to Breast Cancer: Effect on Outcome," *The Lancet* 2, no. 8146 (October 13, 1979): 785–87.
2. R. H. Osborne et al., "Immune Function and Adjustment Style: Do They Predict Survival in Breast Cancer?" *Psycho-oncology* 13, no. 3 (March 2004): 199–210; P. N. Butow, A. S. Coates, and S. M. Dunn, "Psychosocial Predictors of Survival in Metastatic Melanoma," *Journal of Clinical Oncology* 17, no. 7 (July 1999): 2256–63; P. N. Butow, A. S. Coates, and S. M. Dunn, "Psychosocial Predictors of Survival: Meta- static Breast Cancer," *Annals of Oncology: Official Journal of the Euro- pean Society for Medical Oncology* 11, no. 4 (April 2000): 469–74.
3. M. S. Vos et al., "Denial and Physical Outcomes in Lung Cancer Pa- tients: A Longitudinal Study," *Lung Cancer* 67, no. 2 (February 2010): 237–43.
4. M. Watson et al., "Influence of Psychological Response on Survival in Breast Cancer: A Population-Based Cohort Study," *The Lancet* 354, no. 9187

(October 16, 1999): 1331–36; M. Pinquart and P. R. Duberstein, "Depression and Cancer Mortality: A Meta-Analysis," *Psychological Medicine* 40, no. 11 (November 2010): 1797–810; W. F. Pirl et al., "Depression and Survival in Metastatic Non-Small-Cell Lung Cancer: Effects of Early Palliative Care," *Journal of Clinical Oncology* 30, no. 12 (April 20, 2012): 1310–15; H. Faller and M. Schmidt, "Prognostic Value of Depressive Coping and Depression in Survival of Lung Cancer Patients," *Psycho-oncology* 13, no. 5 (May 2004): 359–63; J. S. Good- win, D. D. Zhang, and G. V. Ostir, "Effect of Depression on Diagnosis, Treatment, and Survival of Older Women with Breast Cancer," *Journal of the American Geriatrics Society* 52, no. 1 (January 2004): 106–11.

5. H. Yu et al., "Depression and Survival in Chinese Patients with Gas- tric Cancer: A Prospective Study," *Asian Pacific Journal of Cancer Prevention* 13, no. 1 (2012): 391–94; M. Johansson, A. Rydén, and C. Finizia, "Mental Adjustment to Cancer and Its Relation to Anxi- ety, Depression, HRQL, and Survival in Patients with Laryngeal Cancer: A Longitudinal Study," *BMC Cancer* 11 (June 30, 2011): 283; K. E. Lazure et al., "Association Between Depression and Survival or Disease Recurrence in Patients with Head and Neck Cancer Enrolled in a Depression Prevention Trial," *Head and Neck* 31, no. 7 (July 2009): 888–92.
6. M. Petticrew, R. Bell, and D. Hunter, "Influence of Psychological Coping on Survival and Recurrence in People with Cancer: Systematic Review," *British Medical Journal* 325, no. 7372 (November 9, 2002): 1066.
7. A. J. Cunningham and K. Watson, "How Psychological Therapy May Prolong Survival in Cancer Patients: New Evidence and a Simple Theory," *Integrative Cancer Therapies* 3, no. 3 (September 2004): 214– 29; R. Huebscher, "Spontaneous Remission of Cancer: An Example of Health Promotion," *Nurse Practitioner Forum* 3, no. 4 (December 1992): 228–35.

8. M. Watson et al., "Influence of Psychological Response on Breast Cancer Survival: Ten-Year Follow-Up of a Population-Based Cohort," *European Journal of Cancer* 41, no. 12 (August 2005): 1710–14.
9. J. Giese-Davis et al., "Decrease in Depression Symptoms Is Associated with Longer Survival in Patients with Metastatic Breast Cancer: A Secondary Analysis," *Journal of Clinical Oncology* 29, no. 4 (February 1, 2011): 413–20.
10. H. Karppinen et al., "Will-to-Live and Survival in a Ten-Year Follow- Up Among Older People," *Age and Ageing* 41, no. 6 (November 2012): 789–94.

結論

1. N. Howlader et al., *SEER Cancer Statistics Review, 1975–2009*. (Bethesda, MD: National Cancer Institute.) Based on November 2011 SEER data submission.
2. Bryan Walsh, "Sixty Years After Man First Climbed Everest, the Moun- tain Is a Mess," *Time Science and Space* online, May 29, 2013, http:// science.time.com/2013/05/29/60-years-after-man-first-climbed-everest- the-mountain-is-a-mess/.

身體文化195

癌症完全緩解：
從科學、飲食、心靈，實證有效全面緩解癌症病痛
Radical Remission: Surviving Cancer Against All Odds

作　　者—凱莉・特納（Kelly A. Turner）
譯　　者—周和君
副 主 編—陳萱宇
主　　編—謝翠鈺
行銷企劃—鄭家謙
封面設計—兒日設計
美術編輯—菩薩蠻數位文化有限公司

董 事 長—趙政岷
出 版 者—時報文化出版企業股份有限公司
　　　　　108019 台北市和平西路三段二四○號七樓
　　　　　發行專線—（○二）二三○六六八四二
　　　　　讀者服務專線—○八○○二三一七○五
　　　　　　　　　　　（○二）二三○四七一○三
　　　　　讀者服務傳真—（○二）二三○四六八五八
　　　　　郵撥——九三四四七二四時報文化出版公司
　　　　　信箱——○八九九 台北華江橋郵局第九九信箱
時報悅讀網—http://www.readingtimes.com.tw
法律顧問—理律法律事務所 陳長文律師、李念祖律師
印刷—紘億印刷有限公司
初版一刷—二○二五年六月二十日
定價—新台幣四八○元
缺頁或破損的書，請寄回更換

時報文化出版公司成立於一九七五年，
並於一九九九年股票上櫃公開發行，於二○○八年脫離中時集團非屬旺中，
以「尊重智慧與創意的文化事業」為信念。

癌症完全緩解：從科學、飲食、心靈,實證有效全面緩解癌症病痛/凱莉.特納（Kelly A. Turner）著；周和君譯. -- 初版. -- 臺北市：時報文化出版企業股份有限公司, 2025.06
　面；　　公分. --（身體文化；195）
譯自：Radical remission : surviving cancer against all odds
ISBN 978-626-419-454-9（平裝）

1.CST：癌症　2.CST：自我照護　3.CST：保健常識
417.8　　　　　　　　　　　　　　　　　　　114004966

ISBN 978-626-419-454-9
Printed in Taiwan

RADICAL REMISSION: Surviving Cancer Against All Odds by Kelly A. Turner, Ph. D.
Copyright © 2014 by Kelly A. Turner
Complex Chinese Translation copyright © (2025)
by China Times Publishing Company
Published by arrangement with HarperOne, an imprint of HarperCollins Publishers, USA
through Bardon-Chinese Media Agency
博達著作權代理有限公司
ALL RIGHTS RESERVED